全国中医药行业职业教育"十四五"创新教材

中医康复技术综合实训教程

（活页式）

（供中医康复技术、中医养生保健、康复治疗技术专业用）

杨庆堂　李　波　主编

全国百佳图书出版单位

中国中医药出版社

· 北 京 ·

图书在版编目（CIP）数据

中医康复技术综合实训教程：活页式 / 杨庆堂，李波
主编 . -- 北京：中国中医药出版社，2024.11
全国中医药行业职业教育"十四五"创新教材
ISBN 978-7-5132-8809-5

Ⅰ . ①中… Ⅱ . ①杨… ②李… Ⅲ . ①中医学－康复
医学－高等职业教育－教材 Ⅳ . ① R247.9

中国国家版本馆 CIP 数据核字 (2024) 第 110809 号

融合教材服务说明
　　本教材为新形态融合教材，各教材配套数字教材和相关数字化教学资源
（PPT 课件、视频、复习思考题答案等）仅在全国中医药行业教育云平台"医
开讲"发布。
　　资源访问说明
　　到"医开讲"网站（jh.e-lesson.cn）或扫描教材内任意二维码注册登录
后，即可访问相关数字化资源。

中国中医药出版社出版

北京经济技术开发区科创十三街 31 号院二区 8 号楼
邮政编码　　100176
传真　　010-64405721
北京盛通印刷股份有限公司印刷
各地新华书店经销

开本 787×1092　1/16　印张 42.5　字数 879 千字
2024 年 11 月第 1 版　2024 年 11 月第 1 次印刷
书号　　ISBN 978 – 7 – 5132 – 8809 – 5

定价　　169.00 元
网址　　www.cptcm.com

服 务 热 线　010-64405510
购 书 热 线　010-89535836
维 权 打 假　010-64405753

微信服务号　zgzyycbs
微商城网址　https://kdt.im/LIdUGr
官 方 微 博　http://e.weibo.com/cptcm
天猫旗舰店网址　https://zgzyycbs.tmall.com

如有印装质量问题请与本社出版部联系（010-64405510）

全国中医药行业职业教育"十四五"创新教材

《中医康复技术综合实训教程（活页式）》
编委会

编写说明

本教程的编写是以高等职业教育中医康复技术专业人才培养目标为依据，以培养高素质技术技能人才为中心任务，面向全国高等卫生职业教育师生。教程的编写遵循卫生职业教育教学规律和人才培养规律，结合高等职业院校学生认知特点，坚持"三基五性三特定"的基本原则，坚持立德树人，突出"课程思政"；依据教学标准，突出质量为先，注重整体优化，突出课程个性；理论与实践相结合，突出融合教材建设，突出科学性、适用性和可读性。本教程突出以学生为主体、教师为主导的现代职业教育理念，强化实践教学，以模块-项目-任务为主线组织教学内容，以活页的形式将每个项目、任务贯穿起来，适用于以学生为中心的教学模式，在更多体现以学生为主体的前提下，实现教材与学习者开展深层次互动。本教程包括"康复评定技术""康复治疗技术""常见疾病康复"和"中医诊断""经络与腧穴"等9个模块。结合课程标准，将每个实训项目的知识点与技能点进行整合，教程内容力求文字表述准确流畅，图文并茂，形式新颖。本教程在编写过程中，充分挖掘课程思政元素，将职业素养养成融入学生学习和实践中，有助于学生思想政治素养的提高；注重学生综合素质培养，突出学生临床动手能力培养，对接国家高等职业院校专业教学标准，根据康养产业发展要求，将最新的康复技术及职业技能等级标准等引入教程。

本教程模块一康复评定技术由高婷、汤庆娜编写；模块二康复治疗技术由赵艳晓、何晓雯编写；模块三常见疾病康复由周宇菲编写；模块四中医诊断由杨庆堂、杨丽锋编写；模块五经络与腧穴由马芸、李大文编写；模块六刺灸技术由马芸、王丽鹏编写；模块七推拿技术由李波、赵永康编写；模块八其他传统康复技术由潘红发、朱海娟编写；模块九传统功法由何洲、江群英编写。

本教程编写得到中国中医药出版社的大力支持，以及教程编写团队的辛勤付出，在此表示诚挚的谢意！

由于编者水平有限，书中难免存在疏漏之处，敬请各位专家和读者提出宝贵意见，以便进一步修订提高。

《中医康复技术综合实训教程》编委会
2024 年 3 月

目 录

模块一

康复评定技术

项目 1 人体形态和反射评定技术

⊙ 实训 1-1　人体形态的评定

【实训名称】人体形态的评定。

【实训学时】2 学时。

【实训目的】

1. 知识目标：掌握人体形态（肢体长度、围度）测量的操作方法及临床意义。

2. 能力目标：学会常用人体形态测量及评定的操作技能。

3. 思政目标：培养学生关心、爱护、尊重患者的职业道德，使学生树立正确的世界观、人生观和价值观。

【实训内容】

1. 上肢长度测量：上臂长、前臂长、手长、上肢长。

2. 下肢长度测量：大腿长、小腿长、足长、下肢长。

3. 截肢残端长度测量：上臂残端长、前臂残端长、大腿残端长、小腿残端长。

4. 上肢围度测量：上臂围度、前臂围度。

5. 下肢围度测量：大腿围度、小腿围度。

6. 躯干围度测量：颈围、胸围、腹围、臀围。

7. 截肢残端围度测量：上臂残端围度、前臂残端围度、大腿残端围度、小腿残端围度。

【实训准备】

1. 课前准备：学习实训内容，掌握重点以及注意事项。

2. 实训仪器设备：软皮尺、PT 床、截肢模型。

【实训步骤】

1. 被测者选择合适的体位，充分暴露被测量部位。

2. 将两侧肢体放置于对称位置，确定体表骨性标志或者位置。

3. 利用体表的骨性标志或者所需位置来测量肢体或者残肢的长度或者围度。

【实训注意事项】

1. 测量项目的选择要有针对性。

2. 测量需按照规定的方式进行操作。

3. 向被测者说明测量的目的和方法，使其充分配合。

4. 测量时间应适宜，被测量的部位应充分暴露。

5. 测量肢体的长度和围度时，应做双侧的对比以保证测量结果的可靠性。

【实训报告】

专业			班级	
姓名			学号	
实训内容				
实训目的				
实训用品				

测量项目	长度（单位：cm）	围度（单位：cm）
上肢长度		/
上臂（长度、围度）		
前臂（长度、围度）		
手长度		/
下肢长度		/
大腿（长度、围度）		
小腿（长度、围度）		
足长度		/
实训体会		

【实训评价】

评价指标	评价内容		自评	小组互评	教师评分
职业素养	仪容仪表（2分）				
	学习态度（2分）				
	自主探究（4分）				
	团队协作（4分）				
	医患沟通（4分）				
专业技能	上肢长度、围度的评定	上肢长（7分）			
		上臂长度（7分）			
		上臂围度（7分）			
		前臂长度（7分）			
		前臂围度（7分）			
		手长（7分）			
	下肢长度、围度的评定	下肢长（7分）			
		大腿长度（7分）			
		大腿围度（7分）			
		小腿长度（7分）			
		小腿围度（7分）			
		足长（7分）			
评价得分（100分）					

【改进建议】

实训 1-2　神经发育反射的评定（1）

【实训名称】脊髓水平与脑干水平的评定。

【实训学时】2 学时。

【实训目的】

1. 知识目标：掌握神经反射发育中"脊髓水平"与"脑干水平"两个阶段常用反射的临床意义并判定结果。

2. 能力目标：学会两个阶段常用的反射评定具体操作技术。

3. 思政目标：培养学生关心、体贴患者的职业素养。

【实训内容】

1. 脊髓水平的具体操作技术。

（1）屈肌收缩反射。

（2）伸肌伸展反射。

（3）第一种交叉伸展反射。

（4）第二种交叉伸展反射。

2. 脑干水平的具体操作技术。

（1）不对称性紧张性颈反射。

（2）第一种对称性紧张性颈反射。

（3）第二种对称性紧张性颈反射。

（4）仰卧位紧张性迷路反射。

（5）俯卧位紧张性迷路反射。

（6）联合反应。

（7）阳性支持反应。

（8）阴性支持反应。

【实训准备】

1. 课前准备：学习实训内容，掌握重点以及注意事项。

2. 实训仪器设备：叩诊锤、PT 床等。

【实训步骤】

1. 按照人体发育顺序评定脊髓水平、脑干水平。

2. 掌握检测体位、诱发刺激、阴性反应、阳性反应、反射出现与消失的时间及临床意义。

【实训注意事项】

1. 为保证能够准确地诱发反射，每项检查的体位及刺激部位都应按照教师要求进行操作。

2. 认真观察受检者的表现，必要时需触诊来感知肌张力变化。

3. 反射检查过程中需保护受检者的安全。

【实训报告】

专业		班级	
姓名		学号	
实训内容			
实训目的			
实训用品			
测量项目	阴性反应		阳性反应
屈肌收缩反射			
伸肌伸展反射			
第一种交叉伸展反射			
第二种交叉伸展反射			
不对称性紧张性颈反射			
第一种对称性紧张性颈反射			
第二种对称性紧张性颈反射			
仰卧位紧张性迷路反射			
俯卧位紧张性迷路反射			
联合反应			
阳性支持反应			
阴性支持反应			
实训体会			

【实训评价】

评价指标	评价内容		自评	小组互评	教师评分
职业素养	仪容仪表（2分）				
	学习态度（2分）				
	自主探究（4分）				
	团队协作（4分）				
	医患沟通（4分）				
专业技能	脊髓水平	屈肌收缩反射（7分）			
		伸肌伸展反射（7分）			
		第一种交叉伸展反射（7分）			
		第二种交叉伸展反射（7分）			
	脑干水平	不对称性紧张性颈反射（7分）			
		第一种对称性紧张性颈反射（7分）			
		第二种对称性紧张性颈反射（7分）			
		联合反应（7分）			
		仰卧位紧张性迷路反射（7分）			
		俯卧位紧张性迷路反射（7分）			
		阳性支持反应（7分）			
		阴性支持反应（7分）			
评价得分（100分）					

【改进建议】

⦿ 实训1-3　神经发育反射的评定（2）

【实训名称】中脑水平与大脑皮质水平的评定。

【实训学时】2学时。

【实训目的】

1. 知识目标：掌握反射发育中"中脑水平"与"大脑皮质水平"两个阶段常用的反射评定技术操作并判定结果。

2. 能力目标：学会两个阶段常用的反射评定具体操作技术。

3. 思政目标：培养学生关心、体贴患者的职业素养。

【实训内容】

1. 中脑水平。

（1）调整反应：颈部调整反应、身体调整反应、第一种头部迷路调整反射、第二种头部迷路调整反射、第三种头部迷路调整反射、第四种头部迷路调整反射、第一种视觉调整反射、第二种视觉调整反射、第三种视觉调整反射、第四种视觉调整反射、两栖动物反应。

（2）自动运动反应：拥抱反射、抬躯反射、保护性伸展反应。

2. 大脑皮质水平。

（1）平衡反应：仰卧位平衡反应、俯卧位平衡反应、膝手四点位平衡反应、坐位平衡反应、双膝立位平衡反应。

（2）跨步及跳跃反应：第一种跨步及跳跃反应、第二种跨步及跳跃反应、第三种跨步及跳跃反应。

（3）足背屈平衡反应。

（4）跷跷板平衡反应。

（5）猿位平衡反应。

【实训准备】

1. 课前准备：学习实训内容，掌握重点以及注意事项。

2. 实训仪器设备：叩诊锤、PT床、平衡训练板等。

【实训步骤】

1. 按照人体发育顺序对中脑水平、大脑皮质水平进行评定。

2. 掌握检测体位、诱发刺激、阴性反应、阳性反应、反射出现与消失的时间以及临床意义。

【实训注意事项】

1. 为保证能够准确地诱发反射，每项检查的体位及刺激部位都应按照教师要求进行。

2. 认真观察受检者的表现，必要时需触诊来感知肌张力变化。

3. 反射检查过程中需保护受检者的安全。

【实训报告】

专业			班级	
姓名			学号	
实训内容				
实训目的				
实训用品				
测量项目	阴性反应		阳性反应	
颈调整反应				
身体调整反应				
头部迷路调整反射				
视觉调整反射				
两栖动物反应				
拥抱反射				
抬躯反射				
保护性伸展反应				
平衡反应				
跨步及跳跃反应				
足背屈平衡反应				
跷跷板平衡反应				
猿位平衡反应				
实训体会				

【实训评价】

评价指标	评价内容		自评	小组互评	教师评分
职业素养	仪容仪表（1分）				
	学习态度（2分）				
	自主探究（2分）				
	团队协作（2分）				
	医患沟通（2分）				
专业技能	中脑水平	颈调整反应（7分）			
		身体调整反应（7分）			
		头部迷路调整反射（7分）			
		视觉调整反射（7分）			
		两栖动物反应（7分）			
		拥抱反射（7分）			
		抬躯反射（7分）			
		保护性伸展反应（7分）			
	大脑皮质水平	平衡反应（7分）			
		跨步及跳跃反应（7分）			
		足背屈平衡反应（7分）			
		跷跷板平衡反应（7分）			
		猿位平衡反应（7分）			
评价得分（100分）					

【改进建议】

项目 2　心肺功能的评定

【实训名称】心肺功能的评定。

【实训学时】2 学时。

【实训目的】

1. 知识目标：掌握心电运动试验的操作技术及注意事项。

2. 能力目标：学会简易运动试验的操作程序。

3. 思政目标：培养学生精益求精、认真细致的工作态度。

【实训内容】

掌握心电运动试验操作技术、6 分钟步行试验。

【实训准备】

1. 课前准备：学习实训内容，掌握重点以及注意事项。

2. 实训仪器设备：活动平板、功率自行车、心电监测仪、血压计、抢救药品及设备。

【实训步骤】

1. 了解试验目的和受检者临床情况，确定适应证和禁忌证。

2. 向受检者充分解释或示范试验方法，签署知情同意书。

3. 根据试验目的及受检查情况确定试验方案。

4. 执行心电运动试验基本程序。

【实训注意事项】

1. 运动试验的终止指标。

（1）受检者出现心绞痛、呼吸困难、严重的心律失常、成对的室性早搏、频发室早或室性心动过速、极度疲劳、面色苍白、皮肤湿冷、眩晕、视物模糊、头痛、恶心、呕吐、步态不稳等症状。

（2）运动中收缩压≥220mmHg、舒张压≥120mmHg。

（3）达到预计心率。

（4）出现设备故障。

2. 运动试验当天及前一天不要进行大量的体力活动，试验前避免吸烟、饮酒、咖啡、浓茶和可乐等；试验前适当休息 30 分钟；不可饱餐或空腹。

3. 受检者穿着宽松、舒适的衣服以及运动鞋，以便于运动。感冒或其他病毒、细菌感染者 1 周内不宜进行运动试验。

【实训报告】

专业		班级	
姓名		学号	
实训内容			
实训目的			
实训用品			
测量项目	实训结果		
6分钟步行试验			
活动平板试验			
踏车运动试验			
台阶试验			
症状限制运动试验			
实训体会			

【实训评价】

评价指标	评价内容		自评	小组互评	教师评分
职业素养	仪容仪表（5分）				
	学习态度（5分）				
	自主探究（5分）				
	团队协作（5分）				
	医患沟通（5分）				
专业技能	心电运动试验	6分钟步行试验（15分）			
		活动平板试验（15分）			
		踏车运动试验（15分）			
		台阶试验（15分）			
		症状限制运动试验（15分）			
评价得分（100分）					

【改进建议】

项目 3 认知功能的评定

实训 3-1 认知功能的评定

【实训名称】认知功能的评定。

【实训学时】2 学时。

【实训目的】

1. 知识目标：掌握认知功能障碍常见的评定量表。

2. 能力目标：学会各种认知功能障碍的评定方法。

3. 思政目标：培养学生良好医患沟通的职业素养。

【实训内容】

1. 认知功能障碍筛查

（1）实训材料：格拉斯哥昏迷评分表（glasgow coma scale，GCS）、简易智力状态检查量表（man-machine system engineering，MMSE）、铅笔、手表、纸。

（2）实训过程：按照 GCS、MMSE 评估量表依次询问并观察被检者的表现。

（3）结果分析：GCS 得分判断意识程度，MMSE 得分判断认知障碍并记录。

2. 知觉障碍评定：实训材料准备铅笔、图片、卡片、钥匙、牙刷、玻璃杯、积木、照片等生活用具。

3. 躯体构图障碍评定

（1）单侧忽略：出示数条直线的卡片，要求被检者对其进行二等分。

（2）左右分辨障碍：让被检者根据指令完成相应动作。

（3）躯体失认：让被检者根据指令指认出身体部位，比如"眼睛在哪里"。

（4）手指失认：询问被检查者的手指命名或指认某一手指，比如"哪个是食指"。

4. 视空间关系障碍评定

（1）图形背景分辨困难：出示 Ayres 图形背景测试卡片。

（2）空间定位障碍：让被检者把牙刷放在玻璃杯中，观察其过程。

（3）空间关系障碍：出示点式图连接测试卡片。

（4）地形定向障碍：让被检者画出教室到厕所的路线。

5. 失认症的评定

（1）视觉失认：出示被检者本人照片让其辨认；检查者说"牙刷"，观察被检者是否能从一堆常见生活用具中选中"牙刷"。

（2）触觉失认：被检者闭眼摸物品如"玻璃杯"，睁眼后观察其是否能选出该物品。

（3）听觉失认：检查者在被检者背后发出咳嗽、拍手等响动，询问被检者是什么声音。

6. 失用症评定

（1）意念性失用：让被检者演示刷牙的整套动作，先后用茶杯接水→漱口→将牙膏挤在牙刷上→刷牙→漱口。

（2）意念运动性失用：让被检者做擦脸动作，再把水滴在被检者脸上，递给其纸巾观察能否自主出现擦脸动作。

（3）肢体运动性失用：让被检者快速地进行前臂的旋前旋后动作、食指屈曲动作、手指的屈曲和伸展抓握运动等。

（4）结构性失用：让被检者搭积木。

（5）穿衣失用：观察被检者穿衣的过程。

7. 注意障碍评定

（1）实训材料：注意广度检查表、电筒、音响、卡片。

（2）实训过程

①注意广度：检查者说出一串数字，让被检者正向和逆向复述。

②注意持久性：提供删除字母列卡片让被检者划消。

③注意选择：在背景音乐的干扰下观察被检者能否和你对话。

④注意转移：做题。

⑤注意分配：被检者一边写字一边唱歌。

8. 记忆障碍评定

（1）实训材料：图片、卡片、随身物品。

（2）实训过程：出示图片让被检者注视 2 秒后收回，让被检者凭记忆临摹；注视 30 秒后临摹；注视 1 分钟后临摹。评定其瞬时、短时、长时记忆。

（3）结果分析：结合被检者的表现得出记忆障碍的情况并记录。

9. 执行能力障碍评定

（1）实训材料：测验题、图片、卡片。

（2）实训过程：被检者完成测验题。

（3）结果分析：结合被检者的表现得出执行能力障碍的情况并记录。

10. 抑郁和焦虑评定

（1）实训材料：抑郁自评量表（self-rating depression scale，SDS）、焦虑自评量表（self-rating anxiety scale，SAS）、汉密尔顿抑郁量表（Hamilton depression scale，HAMD）、汉密尔顿焦虑量表（Hamilton anxiety scale，HAMA）。

（2）实训过程：完成 SDS、SAS、HAMD 及 HAMA 的评定。

（3）结果分析：结合被检者的得分情况推算出抑郁或焦虑状态并记录。

【实训准备】

1. 课前准备：学习实训内容，掌握重点以及注意事项。

2. 实训仪器设备：按照不同的认知功能障碍准备实训材料。

【实训注意事项】

1. 检查项目的选择要有针对性。

2. 检查过程需按照规定的方式操作。

3. 向被检者说明测量的目的和方法，以获得充分配合。

【实训报告】

专业		班级	
姓名		学号	
实训内容			
实训目的			
实训用品			

评定项目		评定结果
认知功能的筛查	GCS	
	MMSE	
知觉障碍评定	躯体构图障碍	
	视空间关系障碍	
	失认症	
	失用症	
注意障碍评定	注意广度	
	注意持久性	
	注意选择	
	注意转移	
	注意分配	
记忆障碍评定	瞬时记忆	
	短时记忆	
	长时记忆	
执行能力障碍评定	测试题	
情绪	抑郁	
	焦虑	
实训体会		

【实训评价】

评价指标	评价内容		自评	小组互评	教师评分
职业素养	仪容仪表（2.5分）				
	学习态度（2.5分）				
	自主探究（2.5分）				
	团队协作（2.5分）				
	医患沟通（5分）				
专业技能	认知功能的筛查	GCS（5分）			
		MMSE（5分）			
	知觉障碍评定	躯体构图障碍（5分）			
		视空间关系障碍（5分）			
		失认症（5分）			
		失用症（5分）			
	注意障碍评定	注意广度（5分）			
		注意持久性（5分）			
		注意选择（5分）			
		注意转移（5分）			
		注意分配（5分）			
	记忆障碍评定	瞬时记忆（5分）			
		短时记忆（5分）			
		长时记忆（5分）			
	执行能力障碍评定	测试题（5分）			
	情绪	抑郁（5分）			
		焦虑（5分）			
评价得分（100分）					

【改进建议】

项目 4 言语语言功能的评定

【**实训名称**】失语症的评定。

【**实训学时**】2 学时。

【**实训目的**】

1. 知识目标：掌握用西方失语成套测验（WAB）量表对失语症患者的评定方法与 Frenchay 构音障碍评定法的应用。

2. 能力目标：学会判断出失语症的类型，学会应用 Frenchay 构音障碍评定法。

3. 思政目标：培养学生的临床思维能力。

【**实训内容**】

掌握西方失语成套测验（WAB）评定表、Frenchay 构音障碍评定法。

【**实训准备**】

1. 课前准备：学习实训内容，掌握重点以及注意事项。

2. 实训仪器设备：言语训练卡片、西方失语成套测验（WAB）量表、梳子、书、钢笔。

【**实训步骤**】

1. 教师选择病例讲解病史，并示范用 WAB 量表对失语症患者进行评定。

2. 学生以小组为单位，在教师指导下对 WAB 量表的检查结果进行讨论、综合分析，判断出失语症的类型，做好记录。

【**实训注意事项**】

1. 评定要求在 1 小时内完成，以免受试者疲劳，如果评定太久，可以分为几次完成检查。

2. 在试验时，受试者若不能明显进一步得分时，应停止测验，以免受试者紧张、窘迫，以致拒绝配合。

3. 当受试者不能做出答案时，检测者可进行示范，但不能计分，只有无帮助的回答才能得分。

4. 如受试者答错而不知错或连续失败，也不应使他为难，此时可以拆分检测，先易后难，以提高兴趣。

5. 检测中最好录音，可为检测者提供判断其程度和性质的机会。

【实训报告】

专业		班级	
姓名		学号	
实训内容			
实训目的			
实训用品			
评定项目	实训结果		
西方失语症成套测验 WAB 量表的使用			
失语症的评定			
构音障碍评定— Frenchay 评定法			
实训体会			

【实训评价】

评价指标	评价内容	自评	小组互评	教师评分
职业素养	仪容仪表（5分）			
	学习态度（5分）			
	自主探究（5分）			
	团队协作（5分）			
	医患沟通（5分）			
专业技能	西方失语症成套测验WAB量表的使用（25分）			
	判断失语症的类型（25分）			
	构音障碍评定——Frenchay评定法（25分）			
评价得分（100分）				

【改进建议】

项目 5　运动功能的评定

⊙ 实训 5-1　感觉功能的评定

【实训名称】感觉功能的评定。

【实训学时】2 学时。

【实训目的】

1. 知识目标：掌握感觉的分类及临床意义。

2. 能力目标：学会浅感觉、深感觉及复合感觉的检查方法。

3. 思政目标：培养学生独立、认真、严谨的临床工作态度。

【实训内容】

1. 浅感觉检查：触觉、痛觉、温度觉、压觉。

2. 深感觉检查：运动觉、位置觉、振动觉。

3. 复合感觉（皮质感觉）检查：两点辨别觉、皮肤定位觉、实体觉、图形觉、重量觉、材质辨别觉。

4. 疼痛评定：采用视觉模拟评分法（visual analogue scale，VAS）。

【实训准备】

实训仪器设备：叩诊锤、大头针、音叉、试管以及试管架、棉花、医用棉签、纸巾或软刷、钥匙、硬币、铅笔、汤匙等常见用品。一套形状、大小、重量相同的物件，几块不同质地的布、耳机或者耳塞。

【实训步骤】

1. 学习实训内容，掌握重点以及注意事项。

2. 教师介绍检查目的、方法、要求，并进行检查示范。

3. 遮蔽双眼，先检查健侧，后检查患侧。

4. 给予受试者刺激，观察反应。

5. 记录结果。

【实训注意事项】

1. 检查者需耐心细致，使受试者了解检查方法并充分配合，注意集中受试者的注意力。

2. 应保证受试者体位合适，检查部位松弛，以提高检查的准确性。

3. 检查者避免任何暗示性问话，以获得准确的临床资料。

4. 检查者应进行随机、无规律的刺激，左右和远近比较。

5. 感觉障碍者从感觉减退部位向正常部位移行检查；痛觉过敏者从正常部位向过敏部位移行检查。

6. 检查时受试者应闭上眼或者用东西遮上眼睛。

7. 意识模糊者不进行检查。

【实训报告】

专业		班级	
姓名		学号	
实训内容			
实训目的			
实训用品			

评定项目		评定结果
浅感觉	触觉	
	痛觉	
	温度觉	
	压觉	
深感觉	运动觉	
	位置觉	
	振动觉	
复合感觉	两点辨别觉	
	皮肤定位觉	
	图形觉	
	实体觉	
	重量识别觉	
	材质辨别觉	
实训体会		

【实训评价】

评价指标	评价内容		自评	小组互评	教师评分
职业素养	仪容仪表（5分）				
	学习态度（4分）				
	自主探究（3分）				
	团队协作（4分）				
	医患沟通（4分）				
专业技能	浅感觉	触觉（5分）			
		痛觉（5分）			
		温度觉（5分）			
		压觉（5分）			
	深感觉	运动觉（10分）			
		位置觉（10分）			
		振动觉（10分）			
	复合感觉	两点辨别觉（5分）			
		皮肤定位觉（5分）			
		图形觉（5分）			
		实体觉（5分）			
		重量识别觉（5分）			
		材质辨别觉（5分）			
评价得分（100分）					

【改进建议】

⊙ 实训 5-2 肌张力的评定

【实训名称】肌张力的评定。

【实训学时】2 学时。

【实训目的】

1. 知识目标：掌握肌张力的评定方法。

2. 能力目标：学会使用改良的 Ashwotrh 量表独立评定肌张力。

3. 思政目标：培养学生关心、爱护、尊重患者的职业道德，使学生树立正确的世界观、人生观和价值观。

【实训内容】

肌张力的评定。

【实训准备】

1. 课前准备：学习实训内容，掌握重点以及注意事项。

2. 实训仪器设备：PT 床、PT 凳等。

【实训步骤】

1. 教师选择典型病例讲解病史，并示教肌张力的评定方法。

2. 学生在教师的指导下判断患者的肌张力，并说出该患者的改良 Ashworth 分级。

【实训注意事项】

1. 受试者不良的姿势或不正确的体位放置会使肌张力增高。

2. 受试者有紧张、焦虑及不良的心理状态会使肌张力增高。

3. 受试者有感染、便秘、疼痛、关节挛缩等并发症时会使肌张力增高。

4. 中枢抑制系统和中枢易化系统失衡，会使肌张力发生变化。

5. 局部肢体受压、外伤、疾病、药物、气温剧烈变化及受试者对运动的主观控制作用均可导致肌张力发生变化。

【实训报告】

专业		班级	
姓名		学号	
实训内容			
实训目的			
实训用品			

评定项目		评定结果
肩关节主要肌肉	前屈	
	后伸	
	外展	
	外旋	
	内旋	
	水平内收	
	水平外展	
肘关节主要肌肉	屈曲	
	伸展	
前臂主要肌肉	旋前	
	旋后	
腕关节主要肌肉	屈腕	
	伸腕	
	尺偏	
	桡偏	

髋关节主要肌肉	前屈	
	后伸	
	外展	
	内收	
	外旋	
	内旋	
膝关节主要肌肉	屈曲	
	伸展	
踝关节主要肌肉	背伸	
	跖屈	
	内翻	
	外翻	
实训体会		

【实训评价】

评价指标	评价内容		自评	小组互评	教师评分
职业素养	仪容仪表（2.5分）				
	学习态度（2.5分）				
	自主探究（2.5分）				
	团队协作（2.5分）				
	医患沟通（5分）				
职业技能	肩关节主要肌肉的肌张力评定	前屈（3分）			
		后伸（3分）			
		外展（3分）			
		外旋（3分）			
		内旋（3分）			
		水平内收（3分）			
		水平外展（3分）			
	肘关节主要肌肉的肌张力评定	屈曲（5分）			
		伸展（5分）			
	前臂主要肌肉的肌张力评定	旋前（3分）			
		旋后（3分）			
	腕关节主要肌肉的肌张力评定	屈腕（4分）			
		伸腕（4分）			
	髋关节主要肌肉的肌张力评定	前屈（3分）			
		后伸（3分）			
		外展（3分）			
		内收（3分）			
		外旋（3分）			
		内旋（3分）			
	膝关节主要肌肉的肌张力评定	屈曲（5分）			
		伸展（5分）			
	踝关节主要肌肉的肌张力评定	背伸（3分）			
		跖屈（3分）			
		内翻（3分）			
		外翻（3分）			
评价得分（100分）					

【改进建议】

实训 5-3　上肢主要肌肉的肌力评定

【实训名称】上肢主要肌肉的肌力评定。

【实训学时】2 学时。

【实训目的】

1. 知识目标：掌握上肢主要肌肉的肌力评定方法以及评定结果的记录和分析。

2. 能力目标：学会上肢肌力评定的操作方法。

3. 思政目标：培养学生精益求精、一丝不苟的工作态度。

【实训内容】

1. 徒手肌力 Lovett 分级：分级标准如下。

0 级：未触及或未观察到肌肉的收缩。

1 级：可触及或观察到肌肉的收缩，但不能引起关节活动。

2 级：解除重力的影响，能完成全关节活动范围的运动。

3 级：能抗重力完成全关节活动范围的运动，但不能抗阻力。

4 级：能抗重力及中等阻力，完成全关节活动范围的运动。

5 级：能抗重力及最大阻力，完成全关节活动范围的运动。

2. MRC（Medical Research Council）分级法评定标准：细化分级。

如果活动范围小于正常关节活动度的 50%，定义为下一级别的"+"，大于正常关节活动度的 50%，定义为上一级别的"−"（小加大减）。

3. 上肢主要肌肉的肌力评定

（1）肩前屈肌群徒手肌力评定。

（2）肩后伸肌群徒手肌力评定。

（3）肩外展肌群徒手肌力评定。

（4）肩水平内收肌群徒手肌力评定。

（5）肩水平外展肌群徒手肌力评定。

（6）肩内旋肌群徒手肌力评定。

（7）肩外旋肌群徒手肌力评定。

（8）屈肘肌群徒手肌力评定。

（9）伸肘肌群徒手肌力评定。

（10）前臂旋前肌群徒手肌力评定。

（11）前臂旋后肌群徒手肌力评定。

（12）屈腕肌群徒手肌力评定。

（13）伸腕肌群徒手肌力评定。

【实训准备】

1. 课前准备：学习实训内容，掌握重点以及注意事项。

2. 实训仪器设备：PT 床、PT 凳、光滑平板、桌子、电子握力计、电子背力计等。

3. 环境安静，光线充足。

【实训步骤】

1. 检查者向受试者解释评定目的、方法，使受试者理解并予以良好配合。

2. 确定测量体位，保证受试者体位舒适，充分暴露被检查部位，测量时关节活动不受限。

3. 采用抗重力检查，若能完成，说明肌力已达到 3 级，则接下来应当评定 4、5 级肌力；若不能完成，说明肌力小于 3 级，则接下来应当评定 2、1、0 级肌力。

【实训注意事项】

1. 检查者应选择适合的测定时机，在受试者运动后、疲劳时或饱餐后，不宜做徒手肌力检查。

2. 检查者应采取正确的测试姿势，对于 3 级以上的肌力，采取抗重力体位；对于 3 级以下的肌力，应采取解除重力体位。

3. 测试时应进行左右对比，尤其是 4 级 5 级肌力难以辨别时，更应该进行左右对比。

4. 测试动作应该标准化，确保方向正确，近端肢体固定于适当姿势，避免代偿运动。

5. 对 4 级以上的肌力，检查时注意阻力施加的持续性，阻力方向与运动方向相反。

6. 局部炎症、关节积液、关节不稳、急性扭伤、局部剧烈疼痛、严重的心脏病和高血压患者应禁用肌力评定。

【实训报告】

专业		班级	
姓名		学号	
实训内容			
实训目的			
实训用品			
评定项目			评定结果
肩关节主要肌肉肌力评定	前屈		
	后伸		
	外展		
	水平内收		
	水平外展		
	内旋		
	外旋		
肘关节主要肌肉肌力评定	屈肘		
	伸肘		
前臂主要肌肉肌力评定	旋前		
	旋后		
腕关节主要肌肉肌力评定	屈腕		
	伸腕		
实训体会			

【实训评价】

评价指标	评价内容		自评	小组互评	教师评分
职业素养	仪容仪表（1分）				
	学习态度（1分）				
	自主探究（1分）				
	团队协作（1分）				
	医患沟通（1分）				
专业技能	肩关节主要肌肉的肌力评定	前屈（5分）			
		后伸（5分）			
		外展（5分）			
		外旋（5分）			
		内旋（5分）			
		水平内收（5分）			
		水平外展（5分）			
	肘关节主要肌肉的肌力评定	屈曲（10分）			
		伸展（10分）			
	前臂主要肌肉的肌力评定	旋前（10分）			
		旋后（10分）			
	腕关节主要肌肉的肌力评定	屈腕（10分）			
		伸腕（10分）			
评价得分（100分）					

【改进建议】

实训 5-4　下肢主要肌肉的肌力评定

【实训名称】下肢主要肌肉的肌力评定。

【实训学时】2 学时。

【实训目的】

1. 知识目标：掌握下肢主要肌肉的肌力评定方法以及评定结果的记录和分析。

2. 能力目标：学会下肢肌力评定的操作方法。

3. 思政目标：培养学生精益求精、一丝不苟的工作态度。

【实训内容】

1. 徒手肌力 Lovett 分级：分级标准如下。

0 级：未触及或未观察到肌肉的收缩。

1 级：可触及或观察到肌肉的收缩，但不能引起关节活动。

2 级：解除重力的影响，能完成全关节活动范围的运动。

3 级：能抗重力完成全关节活动范围的运动，但不能抗阻力。

4 级：能抗重力及中等阻力，完成全关节活动范围的运动。

5 级：能抗重力及最大阻力，完成全关节活动范围的运动。

2. MRC 分级法评定标准：细化分级。

如果活动范围小于正常关节活动度的 50%，定义为下一级别的 "+"，大于正常关节活动度的 50%，定义为上一级别的 "－"（小加大减）。

3. 下肢主要肌肉的肌力评定

（1）髋前屈肌群徒手肌力评定。

（2）髋后伸肌群徒手肌力评定。

（3）髋外展肌群徒手肌力评定。

（4）髋内旋肌群徒手肌力评定。

（5）髋外旋肌群徒手肌力评定。

（6）屈膝肌群徒手肌力评定。

（7）伸膝肌群徒手肌力评定。

（8）踝背伸肌群徒手肌力评定。

（9）踝跖屈肌群徒手肌力评定。

【实训准备】

1. 课前准备：学习实训内容，掌握重点以及注意事项。

2. 实训仪器设备：PT 床、PT 凳、光滑平板、桌子、电子握力计、电子背力计等。

3. 环境安静，光线充足。

【实训步骤】

1. 检查者向受试者解释评定目的、方法，使受试者理解并予以良好配合。

2. 确定测量体位，保证受试者体位舒适，充分暴露被检查部位，测量时关节活动不受限。

3. 采用抗重力检查，若能完成，说明肌力已达到 3 级，则接下来应当评定 4、5 级肌力；若不能完成，说明肌力小于 3 级，则接下来应当评定 2、1、0 级肌力。

【实训注意事项】

1. 检查者应选择适合的测定时机，在受试者运动后、疲劳时或饱餐后，不宜做徒手肌力检查。

2. 检查者应采取正确的测试姿势，对于 3 级以上的肌力，采取抗重力体位；对于 3 级以下的肌力，应采取解除重力体位。

3. 测试时应进行左右对比，尤其是 4 级 5 级肌力难以辨别时，更应该进行左右对比。

4. 测试动作应该标准化，确保方向正确，近端肢体固定于适当姿势，避免代偿运动。

5. 对 4 级以上的肌力，检查时注意阻力施加的持续性，阻力方向与运动方向相反。

6. 局部炎症、关节积液、关节不稳、急性扭伤、局部剧烈疼痛、严重的心脏病和高血压患者应禁用肌力评定。

【实训报告】

专业		班级	
姓名		学号	
实训内容			
实训目的			
实训用品			

评定项目		评定结果
髋关节主要肌肉肌力检查	前屈	
	后伸	
	外展	
	内收	
	外旋	
	内旋	
膝关节主要肌肉肌力检查	屈膝	
	伸膝	
踝关节主要肌肉肌力检查	背伸	
	跖屈	
	内翻	
	外翻	
实训体会		

【实训评价】

评价指标	评价内容		自评	小组互评	教师评分
职业素养	仪容仪表（2分）				
	学习态度（2分）				
	自主探究（2分）				
	团队协作（2分）				
	医患沟通（2分）				
专业技能	髋关节主要肌肉的肌力评定	前屈（5分）			
		后伸（5分）			
		外展（5分）			
		内收（5分）			
		外旋（5分）			
		内旋（5分）			
	膝关节主要肌肉的肌力评定	屈膝（10分）			
		伸膝（10分）			
	踝关节主要肌肉的肌力评定	背伸（10分）			
		跖屈（10分）			
		内翻（10分）			
		外翻（10分）			
评价得分（100分）					

【改进建议】

⊙ **实训 5-5 躯干、颈部主要肌肉的肌力评定**

【实训名称】躯干、颈部主要肌肉的肌力评定。

【实训学时】2 学时。

【实训目的】

1. 知识目标：掌握躯干、颈部主要肌肉的肌力评定方法、操作方法以及评定结果的记录和分析。

2. 能力目标：学会躯干、颈部肌力评定的操作方法。

3. 思政目标：培养学生精益求精、一丝不苟的工作态度。

【实训内容】

1. 徒手肌力 Lovett 分级：分级标准如下。

0 级：未触及或未观察到肌肉的收缩。

1 级：可触及或观察到肌肉的收缩，但不能引起关节活动。

2 级：解除重力的影响，能完成全关节活动范围的运动。

3 级：能抗重力完成全关节活动范围的运动，但不能抗阻力。

4 级：能抗重力及中等阻力，完成全关节活动范围的运动。

5 级：能抗重力及最大阻力，完成全关节活动范围的运动。

2. MRC 分级法评定标准：细化分级。

如果活动范围小于正常关节活动度的 50%，定义为下一级别的"+"，大于正常关节活动度的 50%，定义为上一级别的"−"（小加大减）。

3. 躯干、颈部的主要肌肉的肌力评定

（1）躯干前屈肌群徒手肌力评定。

（2）躯干后伸肌群徒手肌力评定。

（3）躯干旋转肌群徒手肌力评定。

（4）颈前屈肌群徒手肌力评定。

（5）颈后伸肌群徒手肌力评定。

（6）骨盆上提肌群徒手肌力评定。

【实训准备】

1. 课前准备：学习实训内容，掌握重点以及注意事项。

2. 实训仪器设备：PT 床、PT 凳、光滑平板、桌子、电子握力计、电子背力计等。

3. 环境安静，光线充足。

【实训步骤】

1. 检查者向受试者解释评定目的、方法，使受试者理解并予以良好配合。

2. 确定测量体位，保证受试者体位舒适，充分暴露被检查部位，测量时关节活动不受限。

3. 采用抗重力检查，若能完成，说明肌力已达到3级，则接下来应当评定4、5级肌力；若不能完成，说明肌力小于3级，则接下来应当评定2、1、0级肌力。

【实训注意事项】

1. 检查者应选择适合的测定时机，在受试者运动后、疲劳时或饱餐后，不宜做徒手肌力检查。

2. 检查者应采取正确的测试姿势，对于3级以上的肌力，应采取抗重力体位，对于3级以下的肌力，应采取解除重力体位。

3. 测试时应进行左右对比，尤其是4级5级肌力难以辨别时，更应该进行左右对比。

4. 测试动作应该标准化，确保方向正确，近端肢体固定于适当姿势，避免代偿运动。

5. 对4级以上的肌力，检查时注意阻力施加的持续性，阻力方向与运动方向相反。

6. 局部炎症、关节积液、关节不稳、急性扭伤、局部剧烈疼痛、严重的心脏病和高血压患者应禁用肌力评定。

【实训报告】

专业		班级	
姓名		学号	
实训内容			
实训目的			
实训用品			
评定项目		评定结果	
躯干主要肌肉肌力检查	躯干前屈		
	躯干后伸		
	躯干旋转		
颈部主要肌肉肌力检查	颈前屈		
	颈后伸		
骨盆主要肌肉肌力检查	骨盆上提		
实训体会			

【实训评价】

评价指标	评价内容		自评	小组互评	教师评分
职业素养	仪容仪表（2分）				
	学习态度（2分）				
	自主探究（2分）				
	团队协作（2分）				
	医患沟通（2分）				
专业技能	躯干主要肌肉的肌力评定	躯干前屈（15分）			
		躯干后伸（15分）			
		躯干旋转（15分）			
	颈部主要肌肉的肌力评定	颈前屈（15分）			
		颈后伸（15分）			
	骨盆主要肌肉的肌力评定	骨盆上提（15分）			
评价得分（100分）					

【改进建议】

◉ 实训 5-6　上肢主要关节活动度的评定

【实训名称】上肢主要关节的活动度评定。

【实训学时】2 学时。

【实训目的】

1. 知识目标：掌握量角器的使用技术。

2. 能力目标：学会肩、肘、腕关节的关节活动度测量方法。

3. 思政目标：培养学生关心、爱护、尊重患者的职业道德，树立正确的世界观、人生观和价值观。

【实训内容】

1. 肩前屈关节活动度的评定。

2. 肩后伸关节活动度的评定。

3. 肩外展关节活动度的评定。

4. 肩水平外展关节活动度的评定。

5. 肩水平内收关节活动度的评定。

6. 肩内旋关节活动度的评定。

7. 肩外旋关节活动度的评定。

8. 肘屈曲关节活动度的评定。

9. 肘伸关节活动度的评定。

10. 前臂旋前关节活动度的评定。

11. 前臂旋后关节活动度的评定。

12. 腕屈曲关节活动度的评定。

13. 腕伸关节活动度的评定。

14. 腕尺偏关节活动度的评定。

15. 腕桡偏关节活动度的评定。

【实训准备】

1. 课前准备：学习实训内容，掌握重点以及注意事项。

2. 实训仪器设备：通用量角器、PT 床。

【实训步骤】

1. 确定测量体位，保证受试者体位舒适，充分暴露被检查部位。

2. 让受试者了解测量过程、测量原因，以取得受试者的配合。

3. 先确定量角器放置的关节活动面，然后确定其轴心，最后确定量角器的固定臂与移动臂。

4. 在关节可能的关节活动范围之内，轻柔地移动关节，以确定完全的被动关节活动度，并注意观察受试者有无疼痛或不适感。

5. 摆放量角器并记录主动关节活动终末位的角度及被动关节活动终末位的角度，与正常范围对比。

【实训注意事项】

1. 起始位常为解剖位，保证受试者体位舒适，充分暴露测量的关节。

2. 远端骨运动时，应充分固定近端骨，避免代偿运动。

3. 每次测量位置及测量工具应保持一致，肢体两侧均需对比。

4. 读数时，视线与刻度同高。

5. 活动受限关节，应测量主动和被动关节活动度，疼痛时记录范围和程度。

6. 避免在按摩、运动及其他康复治疗后立即检查关节活动度。

【**实训报告**】

专业		班级	
姓名		学号	
实训内容			
实训目的			
实训用品			

评定项目		评定结果（单位：°）
肩关节主要关节活动度评定	前屈	
	后伸	
	外展	
	水平外展	
	水平内收	
	外展位内旋	
	外展位外旋	
	内收位内旋	
	内收位外旋	
肘关节活动度评定	屈肘	
	伸肘	
前臂关节活动度评定	旋前	
	旋后	
腕关节关节活动度评定	屈腕	
	伸腕	
	尺偏	
	桡偏	
实训体会		

【实训评价】

评价指标	评价内容		自评	小组互评	教师评分
职业素养	仪容仪表（1分）				
	学习态度（1分）				
	自主探究（1分）				
	团队协作（1分）				
	医患沟通（1分）				
专业技能	肩关节活动度评定	前屈（5分）			
		后伸（5分）			
		外展（5分）			
		水平外展（5分）			
		水平内收（5分）			
		外展位内旋（5分）			
		外展位外旋（5分）			
		内收位内旋（5分）			
		内收位外旋（5分）			
	肘关节活动度评定	屈肘（10分）			
		伸肘（10分）			
	前臂关节活动度评定	旋前（5分）			
		旋后（5分）			
	腕关节主关节活动度评定	屈腕（5分）			
		伸腕（5分）			
		尺偏（5分）			
		桡偏（5分）			
评价得分（100分）					

【改进建议】

实训 5-7 下肢主要关节活动度的评定

【实训名称】下肢主要关节活动度的评定。

【实训学时】2 学时。

【实训目的】

1. 知识目标：掌握量角器的使用技术。

2. 能力目标：学会髋、膝、踝关节的关节活动度测量方法。

3. 思政目标：培养学生关心、爱护、尊重患者的职业道德，树立正确的世界观、人生观和价值观。

【实训内容】

1. 髋前屈关节活动度评定。

2. 髋后伸关节活动度评定。

3. 髋外展关节活动度评定。

4. 髋内收关节活动度评定。

5. 髋内旋关节活动度评定。

6. 髋外旋关节活动度评定。

7. 屈膝关节活动度评定。

8. 伸膝关节活动度评定。

9. 踝背伸关节活动度评定。

10. 踝跖屈关节活动度评定。

11. 踝外翻关节活动度评定。

12. 踝内翻关节活动度评定。

【实训准备】

1. 课前准备：学习实训内容，掌握重点以及注意事项。

2. 实训仪器设备：通用量角器、PT 床。

【实训步骤】

1. 确定测量体位，保证受试者体位舒适，充分暴露被检查部位。

2. 让受试者了解测量过程、测量原因，以取得受试者的配合。

3. 先确定量角器放置的关节活动面，然后确定其轴心，最后确定量角器的固定臂与移动臂。

4. 在关节可能的关节活动范围之内，轻柔地移动关节，以确定完全的被动关节活动度，并注意观察受试者有无疼痛或不适感。

5. 摆放量角器并记录主动关节活动终末位的角度及被动关节活动终末位的角度，并与正常范围对比。

【实训注意事项】

1. 起始位常为解剖位。保证受试者体位舒适，充分暴露测量的关节。

2. 远端骨运动时，应充分固定近端骨，避免代偿运动。

3. 每次测量位置及测量工具保持一致，肢体两侧均需对比。

4. 读数时，视线与刻度同高。

5. 活动受限关节，应测量主动和被动关节活动度，疼痛时记录范围和程度。

6. 避免在按摩、运动及其他康复治疗后立即检查关节活动度。

【实训报告】

专业		班级	
姓名		学号	
实训内容			
实训目的			
实训用品			

评定项目		评定结果（单位：°）
髋关节关节活动度评定	前屈	
	后伸	
	外展	
	内收	
	外旋	
	内旋	
膝关节关节活动度评定	屈膝	
	伸膝	
踝关节关节活动度评定	背伸	
	跖屈	
	内翻	
	外翻	
实训体会		

【实训评价】

评价指标	评价内容		自评	小组互评	教师评分
职业素养	仪容仪表（2分）				
	学习态度（2分）				
	自主探究（2分）				
	团队协作（2分）				
	医患沟通（2分）				
专业技能	髋关节关节活动度评定	前屈（5分）			
		后伸（5分）			
		外展（5分）			
		内收（5分）			
		外旋（5分）			
		内旋（5分）			
	膝关节关节活动度评定	屈曲（10分）			
		伸展（10分）			
	踝关节关节活动度评定	背伸（10分）			
		跖屈（10分）			
		内翻（10分）			
		外翻（10分）			
评价得分（100分）					

【改进建议】

● 实训 5-8 综合性关节活动度评定

【实训名称】综合性关节活动度的评定。

【实训学时】2 学时。

【实训目的】

1. 知识目标：掌握量角器的使用技术。

2. 能力目标：学会全身各个关节的关节活动度测量方法。

3. 思政目标：培养学生关心、爱护、理解患者的职业素养，树立正确的世界观、人生观和价值观。

【实训内容】

综合性关节活动度评定。

【实训准备】

1. 课前准备：学习实训内容，掌握重点以及注意事项。

2. 实训仪器设备：通用量角器、PT 床。

【实训步骤】

1. 确定测量体位，保证受试者体位舒适，充分暴露被检查部位。

2. 让受试者了解测量过程、测量原因，以取得受试者的配合。

3. 先确定量角器放置的关节活动面，然后确定其轴心，最后确定量角器的固定臂与移动臂。

4. 在关节可能的关节活动范围之内，轻柔地移动关节，以确定完全的被动关节活动度，并注意观察受试者有无疼痛或不适感。

5. 摆放量角器并记录主动关节活动终末位的角度及被动关节活动终末位的角度，并与正常范围对比。

【实训注意事项】

1. 起始位常为解剖位。保证受试者体位舒适，充分暴露测量的关节。

2. 远端骨运动时，应充分固定近端骨，避免代偿运动。

3. 每次测量位置及测量工具保持一致，肢体两侧均需对比。

4. 读数时，视线与刻度同高。

5. 活动受限关节，应测量主动和被动关节活动度，疼痛时记录范围和程度。

6. 避免在按摩、运动及其他康复治疗后立即检查关节活动度。

【实训报告】

专业		班级	
姓名		学号	
实训内容			
实训目的			
实训用品			
评定项目		评定结果（单位：°）	
上肢关节活动度	肩关节		
	肘关节		
	腕关节		
下肢关节活动度	髋关节		
	膝关节		
	踝关节		
躯干关节活动度	颈椎		
	腰椎		
实训体会			

【实训评价】

评价指标	评价内容		自评	小组互评	教师评分
职业素养	仪容仪表（5分）				
	学习态度（4分）				
	自主探究（3分）				
	团队协作（4分）				
	医患沟通（4分）				
专业技能	上肢主要关节活动度评定	肩关节（10分）			
		肘关节（10分）			
		腕关节（10分）			
	下肢主要关节活动度评定	髋关节（10分）			
		膝关节（10分）			
		踝关节（10分）			
	躯干主要关节活动度评定	颈椎（10分）			
		腰椎（10分）			
评价得分（100分）					

【改进建议】

⊙ 实训5-9 协调功能的评定

【实训名称】协调功能的评定。

【实训学时】1学时。

【实训目的】

1. 知识目标：掌握平衡性协调和非平衡性协调试验的评定操作，并判断结果。

2. 能力目标：学会协调试验的具体评定方法。

3. 思政目标：培养学生协作意识和团队精神。

【实训内容】

1. 平衡性协调试验：平衡性协调试验是指评估身体在直立位时的姿势、平衡以及静和动的成分。

（1）双足站立测试。

（2）单足站。

（3）步行。

2. 非平衡性协调试验：非平衡性协调试验是指评估身体不在直立位时静止和运动成分。

（1）指鼻试验。

（2）指指试验。

（3）交替指鼻试验。

（4）对指试验。

（5）轮替试验。

（6）跟膝胫试验。

（7）肢体保持试验。

（8）绘圆或横"8"字试验。

【实训准备】

1. 课前准备：学习实训内容，掌握重点以及注意事项。

2. 实训仪器设备：评定表、笔、定时钟、2把椅子、治疗桌等。

【实训注意事项】

注意观察受试者在试验过程中是否出现以下情况。

1. 完成动作的时间是否正常。

2. 运动是否精确、直接、容易反向做。

3. 加快速度是否影响运动质量。

4. 进行活动时有无身体无关的运动。

5. 不看自己运动时是否影响运动的质量。

6. 受试者是否很快感到疲劳。

【实训报告】

专业		班级	
姓名		学号	
实训内容			
实训目的			
实训用品			

评定项目		评定结果（单位：°）
平衡性协调测试	双足站立测试	
	单足站	
	步行	
非平衡性协调测试	指鼻试验	
	指指试验	
	交替指鼻试验	
	对指试验	
	轮替试验	
	跟膝胫试验	
	肢体保持试验	
	绘圆或横 "8" 字试验	
实训体会		

【实训评价】

评价指标	评价内容		自评	小组互评	教师评分
职业素养	仪容仪表（2分）				
	学习态度（3分）				
	自主探究（3分）				
	团队协作（3分）				
	医患沟通（3分）				
专业技能	平衡性协调测试	双足站立测试（10分）			
		单足站（10分）			
		步行（10分）			
	非平衡性协调测试	指鼻试验（7分）			
		指指试验（7分）			
		交替指鼻试验（7分）			
		对指试验（7分）			
		轮替试验（7分）			
		跟膝胫试验（7分）			
		肢体保持试验（7分）			
		绘圆或横 "8" 字试验（7分）			
评价得分（100分）					

【改进建议】

实训 5-10　步态分析技术

【实训名称】足印分析法。

【实训学时】2 学时。

【实训目的】

1. 知识目标：掌握步态分析中的足印分析法。

2. 能力目标：学会用足印分析法分析出具体的步态问题。

3. 思政目标：培养学生缜密的临床思维习惯。

【实训内容】

使用足印分析法分析出具体的步态问题。

【实训准备】

1. 课前准备：学习实训内容，掌握重点以及注意事项。

2. 实训仪器设备：绘画颜料、白纸、秒表、剪刀、直尺、量角器和笔、1100cm×45cm 的白纸。

【实训步骤】

1. 将 1100cm×45cm 白纸平铺在地面上。

2. 在距离两端各 250cm 处画一横线，中间 600cm 作为正式测量用。

3. 被检者赤脚，足底粘上颜料。

4. 被检者以自然状态走过 1100cm×45cm 白纸。

5. 记录被检者走过中间 600cm 路程所用时间。

6. 剪去白纸两端，保留中间 600cm，并勾勒出足印的轮廓。

7. 根据足印测量出相关参数，包括步长、跨步长、步宽、足偏角。

8. 根据已知数据计算出步频和步速。

（1）步长：行走时从一侧足跟着地至对侧足跟着地所行进的距离称为步长，通常以"cm"为单位表示，正常人为 50～80cm，左、右步长基本相等，它反映步态的对称性与稳定性。

（2）跨步长：行走时，一侧足跟着地到该侧足跟再次着地所行进的距离称为跨步长，通常以"cm"为单位表示，正常人跨步长是步长的 2 倍，为 100～160cm。

（3）步宽：行走时左右两足间的距离称为步宽，通常以足跟中点为测量参考点，通常以"cm"为单位表示，正常人步宽为 5～11cm，步宽反映行走时身体的稳定性。

（4）足偏角：行走时人体前进方向与足的长轴（足跟与第 2、第 3 足趾之间的连线）形成的夹角，通常以"°"为单位表示，正常人足偏角约为 6.75°。

（5）步频：单位时间内行走的步数称为步频，通常以"steps/min"表示，正常人步频平均为 95～125steps/min，步频的快慢反映了步态的节奏性。

（6）步速：单位时间内行走的距离称为步行速度，通常以"m/min"表示，正常人平均自然步速为 65～95m/min。

【实训注意事项】

1. 正式检查前，可让被检查者在白纸旁边试走 2～3 次。

2. 确保中间 600cm 测量区至少包含 6 个足印。

3. 如患者步态不稳，行走中要注意监护，防止跌倒。

【实训报告】

专业		班级	
姓名		学号	
实训内容			
实训目的			
实训用品			

评定项目		评定结果
正常步态参数	步长	
	步幅	
	步宽	
	足偏角	
	步长时间	
	步行周期	
	步频	
	步速	
常见异常步态	偏瘫步态	
	截瘫步态	
	脑瘫步态	
	帕金森步态	
	臀大肌步态	
	臀中肌步态	
	屈髋肌无力步态	
	股四头肌无力步态	
	踝背屈肌无力步态	
	腓肠肌/比目鱼肌无力步态	
	短腿步态	
	关节挛缩或僵直步态	
实训体会		

【实训评价】

评价指标	评价内容		自评	小组互评	教师评分
职业素养	仪容仪表（2分）				
	学习态度（2分）				
	自主探究（2分）				
	团队协作（2分）				
	医患沟通（3分）				
专业技能	正常步态参数	步长（3分）			
		步幅（3分）			
		步宽（3分）			
		足偏角（3分）			
		步长时间（3分）			
		步行周期（3分）			
		步频（3分）			
		步速（3分）			
	异常步态评定	偏瘫步态（5分）			
		截瘫步态（5分）			
		脑瘫步态（5分）			
		帕金森步态（5分）			
		臀大肌步态（5分）			
		臀中肌步态（5分）			
		屈髋肌无力步态（5分）			
		股四头肌无力步态（5分）			
		踝背屈肌无力步态（5分）			
		腓肠肌/比目鱼肌无力步态（5分）			
		短腿步态（5分）			
		关节挛缩或僵直步态（5分）			
		疼痛步态（5分）			
评价得分（100分）					

【改进建议】

项目6 常见骨关节炎的评定技术

实训 6-1 肩周炎的评定技术

【实训名称】肩周炎的评定技术。

【实训学时】2 学时。

【实训目的】

1. 知识目标：掌握肩关节的触诊、肌力、关节活动度、特殊检查、Constant-Murley 肩关节功能评分的相关操作。

2. 能力目标：学会肩周炎的整体评定技术。

3. 思政目标：培养学生尊重、爱护患者的职业素养。

【实训内容】

1. 复习肩部的解剖结构、肩关节活动度的测量方法、肩部肌群肌力的评定方法。

2. 肩周炎的评定方法。

（1）观察肩部形态是否对称、是否红肿等。

（2）触摸肌肉（肌肉是否萎缩、是否存在压痛点）。

（3）肩关节活动度的评定：肩关节前屈活动度评定、肩关节后伸活动度评定、肩关节内旋活动度评定、肩关节外旋活动度评定、肩关节外展活动度评定、肩关节水平内收活动度评定、肩关节水平外展活动度评定。

（4）肩部主要肌群徒手肌力评定：肩关节前屈肌群肌力评定、肩关节后伸肌群肌力评定、肩关节内旋肌群肌力评定、肩关节外旋肌群肌力评定、肩关节外展肌群肌力评定、肩关节水平内收肌群肌力评定、肩关节水平外展肌群肌力评定。

（5）疼痛的评定。

（6）日常生活活动（Activity of Daily Living，ADL）的评定。

（7）Constant-Murley 肩关节功能评分。

【实训准备】

PT 床、PT 凳、关节量角器、VAS 疼痛评分方法。

【实训步骤】

1. 指导教师带学生回忆肩关节解剖、肩关节活动度的评定、肩部肌群的肌力评定。

2. 教师演示肩周炎评定的方法。

3. 学生分组进行演练。

4. 学生回示、小结。

【实训注意事项】

1. 做好解释工作，取得患者配合。

2. 评定肌力、关节活动度时避免代偿运动，避免结果不准确。

3. 评估时注意健患侧对比。

【实训报告】

专业		班级			
姓名		学号			
实训内容					
实训目的					
实训用品					
实训步骤					
评估项目					
观察					
触摸					
肩部关节活动度评定/肌力评定	主动关节活动度	被动关节活动度	主动肌	肌力	
前屈					
后伸					
外展					
外旋					
内旋					
水平内收					
水平外展					
疼痛评定					
ADL 评定					
Constant-Murley 肩关节功能评分	疼痛	日常生活活动	主动活动范围	肌力评定	
得分					
实训体会					

【实训评价】

评价指标	评价内容		自评	小组互评	教师评分
职业素养 （10分）	仪表仪容（2分）				
	学习态度（2分）				
	自主探究（2分）				
	团队协作（2分）				
	医患沟通（2分）				
职业技能 （90分）	观察（5分）				
	触摸（5分）				
	肩关节活动度的评定 （28分，每个项目4分）	前屈			
		后伸			
		外展			
		外旋			
		内旋			
		水平内收			
		水平外展			
	肩关节肌力的评定 （21分，每个项目3分）	前屈			
		后伸			
		外展			
		外旋			
		内旋			
		水平内收			
		水平外展			
	疼痛评定（5分）				
	ADL评定（5分）				
	Constant-Murley肩关节功能评分（21分）				
评价得分（100分）					

【改进建议】

实训 6-2 颈椎病的评定技术

【实训名称】颈椎病的评定技术。

【实训学时】2 学时。

【实训目的】

1. 知识目标：掌握颈椎病的特殊检查方法、颈部关节活动度评定方法、颈部肌群肌力的评定方法。

2. 能力目标：学会颈椎病的整体评定技术。

3. 思政目标：培养学生良好的人际交往、医患沟通和独立思考问题的职业素养。

【实训内容】

1. 复习颈部解剖知识、颈部关节活动度评定、颈部肌群肌力的评定方法。

2. 颈椎病定义：颈椎病是颈椎椎间盘退行性改变及其继发病理改变累及其周围组织结构（神经根、脊髓、椎动脉、交感神经等），出现相应的临床表现。

3. 颈椎病的分型：根据临床表现将颈椎病分为颈型、神经根型、脊髓型、椎动脉型、交感神经型和混合型。

（1）神经根型颈椎病：占全部颈椎病的 50%～60%。

发病机理：颈椎间盘的侧后方突出，钩椎关节或关节突关节增生、肥大，刺激或压迫神经根。

症状：颈肩痛、上肢放射痛、麻木、过敏、上肢肌力下降、手指活动受限。

体征：颈部肌肉痉挛、上肢肌肉萎缩、颈肩部压痛、上肢牵拉试验（阳性）、压顶试验（阳性）、腱反射减弱。

（2）脊髓型颈椎病：占全部颈椎病 10%～15%，且多见于中老年人。

发病机理：中央型颈椎间盘突出，椎体后沿增生形成骨赘，黄韧带增生肥厚，后纵韧带钙化等。由于下颈段椎体相对较小，活动度大，易较早发生下颈段脊髓受压。

症状：早期以脊髓侧束、锥体束的损伤为主，出现四肢麻木，脚似踩棉花感，胸部或腰部有束带感，手动作笨拙，细小动作失控，持物不稳，四肢无力，步态不稳等症状；晚期以上运动神经元性瘫痪为主，出现行走困难，甚至四肢瘫痪，大小便失禁或尿潴留等症状。

体征：肌力下降、肌张力增高，肢体腱反射亢进、病理反射阳性。

（3）椎动脉型颈椎病：占全部颈椎病 10%～15%。

发病机理：椎动脉经横突孔上行，当颈椎横突孔狭窄，钩椎关节增生肥大时，直接刺激和压迫椎动脉，随着颈椎稳定性下降，在活动时椎间关节可过度移动而牵拉椎动脉，以及交感神经兴奋，反射性地引起椎动脉痉挛，共同引起椎基底动脉供血不足。

症状：眩晕，头部活动时诱发或加重。猝倒，与头部突然旋转和伸展活动有关。头痛，枕部、顶枕部头痛或放射到颞部，多为发作性胀痛，视觉障碍、突发性弱视或失明、复视，短期内可恢复。

（4）交感神经型颈椎病：约占全部颈椎病5%。颈椎病变的刺激可通过脊髓或脑脊髓反射而出现交感神经兴奋或抑制症状，表现出多器官、多系统症状和体征。

兴奋性症状：头痛或偏头痛、头晕、恶心、呕吐、眼裂增宽、视物模糊、瞳孔扩大或缩小、眼目干涩、眼后部胀痛、心动过速、心律不齐、血压升高、头颈及四肢出汗障碍、耳鸣、听力下降、发音障碍等。

抑制性症状：头昏、眼花、流泪、鼻塞、心动过缓、四肢冰冷、血压下降、胃肠胀气等。

（5）混合型（同时具有上述二型以上者）。

4. 评定方法。

（1）问诊：询问患者病史。

（2）视诊：检查患者颈部外观是否正常，有无斜颈或畸形。

（3）触诊：检查患者颈肩背部的压痛点，应仔细检查棘突、棘间、棘旁、颈肩部肌肉是否存在压痛点。

5. 颈部关节活动度的评定。

6. 肌力及肌张力的评定：神经根性颈椎病患者可出现患侧上肢迟缓性瘫痪，脊髓型颈椎病患者可出现四肢痉挛性瘫痪。评估应注意检查记录肌力、肌张力情况。

7. 感觉的评定：神经根型颈椎病可引起患侧上肢皮肤相应的神经节段感觉障碍；脊髓型颈椎病可出现四肢的神经损害或躯干感觉障碍。

8. 反射的评定：神经根型颈椎病可出现生理反射的减弱或消失；脊髓型颈椎病可出现腱反射活跃或亢进，并可出现病理反射阳性，如 Hoffmann 征（阳性），Rossolimo 征（阳性），Babinski 征（阳性），Oppenheim 征（阳性），Chaddock 征（阳性），Gordon 征（阳性），踝阵挛、髌阵挛等。

9. 特殊物理检查。

（1）压顶试验（Spurling 试验）：患者坐位，全身放松，头向患侧倾斜，检查者双手重叠放在患者头顶，向下加压，如出现颈肩臂放射性疼痛或麻木感为阳性。

（2）臂丛神经牵拉试验（Eaten 试验）：患者坐位，检查者一手将患者头推向健侧，另一手握住患者手腕向外下方牵拉，检查时两手同时向相反方向用力，如出现放射性疼痛或麻木者为阳性。

（3）引颈试验：患者端坐，检查者立于患者身后，双手分别托住患者枕颌，向上用力牵拉颈椎，如上肢麻木疼痛症状减轻为阳性。

（4）前屈旋颈试验（Fenz 征）：令患者头部前屈做左右旋转活动，如颈椎处出现疼痛为阳性，提示有颈椎小关节退行性变之可能。

（5）椎动脉扭曲试验：患者坐位，头颈放松。检查者站在患者身后，双手抱住患者头部两侧，把头后仰并转向一侧，使椎动脉突然发生扭曲，如出现头晕、恶心、欲倒为阳性。

（6）低头试验（屈颈试验）：患者直立，双手自然下垂，双足并拢，低头看自己足尖1分钟，如出现头痛、手麻、头晕、耳鸣、下肢无力、手出汗等症状为阳性。

（7）仰头试验（伸颈试验）：患者直立，双手自然下垂，双足并拢，仰头看屋顶1分钟，如出现头痛、手麻、头晕、耳鸣、下肢无力、手出汗等症状为阳性。

10. ADL 的评定。

11. 疼痛的评定。

【实训准备】

PT 床、PT 凳、关节量角器。

【实训步骤】

1. 带学生回忆颈椎的相关解剖知识、颈部关节活动度的评定、颈部肌群的肌力评定。

2. 复习颈椎病的临床表现和分型。

3. 由教师演示颈椎病的评定方法。

4. 学生分组进行评估学习。

5. 学生回示、小结。

【实训注意事项】

1. 评估过程中注意患者感受。

2. 注意健患侧对比。

3. 注意与患者的沟通。

4. 注意保护患者。

5. 关节活动度测量时避免代偿运动。

【实训报告】

专业		班级	
姓名		学号	
实训内容			
实训目的			
实训用品			
实训步骤			
评定项目			
问诊			
视诊			
触诊			
颈部关节活动度评定	主动关节活动度	被动关节活动度	肌力	主动肌
前屈				
后伸				
右侧屈				
左侧屈				
右旋转				
左旋转				
疼痛评定			
ADL 评定			
肌力评定	上肢肌力：		下肢肌力：
反射检查	阳性		阴性
肱二头肌肌腱			
股四头肌肌腱			

Hoffmann 征		
Babinski 征		
Oppenheim 征		
Chaddock 征		
Gordon 征		
特殊物理检查	阳性	阴性
压顶试验		
臂丛牵拉试验		
引颈试验		
前屈旋颈试验		
椎动脉扭曲试验		
低头试验		
仰头试验		
实训体会		

【实训评价】

评价指标	评价内容		自评	小组互评	教师评分
职业素养	仪表仪容（1分）				
	学习态度（1分）				
	自主探究（1分）				
	团队协作（1分）				
	医患沟通（1分）				
职业技能	观察（5分）				
	触摸（5分）				
	颈部活动度的评定	前屈（5分）			
		后伸（5分）			
		左右侧屈（5分）			
		左右旋转（5分）			
	肌力评定	肌力（8分）			
	特殊物理检查	压顶试验（6分）			
		臂丛牵拉试验（6分）			
		引颈试验（6分）			
		前屈旋颈试验（6分）			
		椎动脉扭曲试验（6分）			
		低头试验（6分）			
		仰头试验（6分）			
	疼痛评定（5分）				
	ADL评定（5分）				
	反射检查（5分）				
评价得分（100分）					

【改进建议】

实训 6-3　腰椎间盘突出的评定技术

【实训名称】腰椎间盘突出的评定技术。

【实训学时】2 学时。

【实训目的】

1. 知识目标：掌握腰椎的正常活动范围、下腰痛评价量表的评定技术、腰椎间盘突出的特殊物理检查。

2. 能力目标：学会腰椎间盘突出疾病的整体评定技术。

3. 思政目标：培养学生良好的医患沟通和人际交往的职业素养。

【实训内容】

1. 学会使用日本骨科协会评估治疗腰背痛评分量表。

2. 特殊物理检查。

（1）屈颈试验（Linder 征）：患者仰卧，也可端坐或者直立位，检查者一手置于患者胸部前，另一手至于枕后，缓慢、用力地上抬其头部，使颈前屈，若下肢出现放射痛，则为阳性。

（2）鞠躬试验（Neri 试验）：患者站立做鞠躬动作，患肢立刻有放射性疼痛并屈曲为阳性。

（3）直腿抬高试验（Lasegue 试验）：检查时患者仰卧，检查者一手握住患者踝部，另一手置于膝关节上方，使膝关节保持伸直位，抬高到一定角度，患者感到下肢出现放射性疼痛或麻木或原有的疼痛或麻木加重时为阳性。

（4）仰卧挺腹试验：患者处于仰卧位，两手置于体侧，以枕部及两足跟为着力点，将腹部向上抬起，如可感到腰痛及患侧下肢放射痛，即为阳性。如不能引出疼痛，可在保持上述体位的同时，深吸气并保持 30 秒，至面色潮红，患肢放射痛即为阳性，或在挺腹时用力咳嗽，出现患肢放射疼痛者为阳性。

3. 肌力和肌耐力的评定。

4. 疼痛的评定。

【实训准备】

PT 床、PT 凳、关节量角器、JOA 下腰痛评分量表。

【实训步骤】

1. 教师带学生回忆腰部解剖知识、腰部活动度的评定、腰部肌群的肌力评定。

2. 教师示教腰椎间盘突出评定的方法。

3. 学生分组进行练习。

4. 学生回示、小结。

【实训注意事项】

1. 评估过程中注意患者感受。

2. 注意健患侧对比。

3. 注意与患者的沟通。

4. 注意保护患者。

【实训报告】

专业			班级	
姓名			学号	
实训内容				
评定目的				
实训用品				
实训步骤				
评估项目				
观察				
触摸				
腰椎活动度评定 / 肌力评定	主动关节活动度	被动关节活动度	主动肌	肌力
前屈				
后伸				
右侧屈				
左侧屈				
左侧旋转				
右侧旋转				
下肢肌力	左侧：		右侧：	
疼痛评定				
ADL 评定				
JOA 下腰痛评分表	主观症状（9 分）	临床症状（6 分）	日常活动受限制（ADL）（14 分）	
得分				
特殊物理检查	阳性		阴性	
屈颈试验（Linder 征）				
鞠躬试验（Neri 试验）				
直腿抬高试验（Lasegue 试验）				
仰卧挺腹试验				
实训体会				

【实训评价】

评价指标	评价内容		自评	小组互评	教师评分
职业素养	仪表仪容（1分）				
	学习态度（1分）				
	自主探究（1分）				
	团队协作（1分）				
	医患沟通（1分）				
职业技能	腰椎关节活动度的评定	前屈（5分）			
		后伸（5分）			
		左右旋转/侧屈（5分）			
	腰部肌群的评定	前屈（5分）			
		后伸（5分）			
		左右旋转/侧屈（10分）			
	特殊物理检查	屈颈试验（5分）			
		鞠躬试验（5分）			
		直腿抬高试验（5分）			
		仰卧挺腹试验（5分）			
	疼痛评定（5分）				
	ADL评定（5分）				
	JOA下腰痛评分（30分）				
评价得分（100分）					

【改进建议】

项目 7 常见神经疾病的评定

● 实训 7-1 偏瘫的评定技术

【实训名称】偏瘫的评定技术。

【实训学时】2 学时。

【实训目的】

1. 知识目标：掌握 Brunnstrom 偏瘫运动功能评定标准。

2. 能力目标：学会 Brunnstrom 功能恢复六阶段评定方法。

3. 思政目标：培养学生良好的医患沟通和人际交往的职业素养。

【实训内容】

1. Brunnstrom 偏瘫运动功能评定。

（1）上肢运动功能评定。

Ⅰ期：无任何运动。

Ⅱ期：仅出现协同运动的模式。

Ⅲ期：可随意发起协同运动。

Ⅳ期：出现脱离协同运动的活动，肩 0°，肘屈 90°，前臂可旋前旋后；在肘伸直的情况下肩可前屈 90°；手背可触及腰骶部。

Ⅴ期：出现相对独立于协同运动的活动：肘伸直时肩可外展 90°；在肘伸直，肩前屈 30°～90° 的情况下，前臂可旋前旋后；肘伸直、前臂中立位时，臂可上举过头。

Ⅵ期：运动协调近于正常，手指指鼻无明显辨距不良，但速度比健侧慢（<5 秒）。

（2）手运动功能评定。

Ⅰ期：无任何运动。

Ⅱ期：仅有极细微的屈曲。

Ⅲ期：可作钩状抓握，但不能伸指。

Ⅳ期：能侧捏及伸开拇指，手指有半随意的小范围的伸展。

Ⅴ期：可作球状和圆柱状抓握，手指可集团伸展，但不能单独伸展。

Ⅵ期：所有抓握均能完成，但速度和准确性比健侧差。

（3）下肢运动功能评定。

Ⅰ期：无任何运动。

Ⅱ期：仅有极少的随意运动。

Ⅲ期：在坐位和站位时，有髋、膝、踝的协同性屈曲。

Ⅳ期：在坐位时，屈膝 90° 以上，可使足向后滑到椅子下方；在足跟不离地的情况下能使踝背屈。

Ⅴ期：健腿站，患腿可先屈膝后伸髋；站立位，患腿在前，在伸直膝的情况下，可背屈踝。

Ⅵ期：在站立位可使髋外展到超出抬起该侧骨盆所能达到的范围；在坐位时，在伸直膝的情况下可内外旋下肢，合并足的内外翻。

【实训准备】

PT 床、PT 凳。

【实训步骤】

1. 指导教师带学生回忆理论课所学习关于偏瘫的定义及临床表现、Brunnstrom 偏瘫运动功能评价表。

2. 教师讲解、示教 Brunnstrom 偏瘫运动功能评定。

3. 学生分组进行演练。

4. 学生回示、小结。

【实训注意事项】

1. 评估过程中注意患者感受。

2. 注意健患侧对比。

3. 注意与患者的沟通技能。

4. 注意保护患者。

【实训报告】

专业		班级	
姓名		学号	
实训内容			
评定目的			
实训用品			
实训步骤			

评定方法			
Brunnstrom 分期	上肢	手	下肢
Ⅰ			
Ⅱ			
Ⅲ			
Ⅳ			
Ⅴ			
Ⅵ			
实训体会			

【实训评价】

评价指标	评价内容				自评	小组互评	教师评分
职业素养（4分）	仪表仪容（0.5分）						
	学习态度（0.5分）						
	自主探究（1分）						
	团队协作（1分）						
	医患沟通（1分）						
职业技能（96分）	Brunnstrom 分期	上肢	手	下肢	分值	/	/	/
	Ⅰ（每项各3分）				9			
	Ⅱ（每项各4分）				12			
	Ⅲ（每项各5分）				15			
	Ⅳ（每项各7分）				21			
	Ⅴ（每项各7分）				21			
	Ⅵ（每项各6分）				18			
评价得分（100分）							

【改进建议】

◉ 实训 7-2 偏瘫病例的讨论与分析（1）

【实训名称】偏瘫病例的讨论与分析。

【实训学时】2 学时。

【实训目的】

1. 知识目标：掌握偏瘫疾病的评定方法。

2. 能力目标：学会对偏瘫疾病的评估操作。

3. 思政目标：培养学生理论联系临床的思维能力。

【实训内容】

病例讨论：患者陈某，女性，65 岁，以"左侧肢体运动不灵 3 天"为主诉入院。头颅 CT 显示，右侧基底节区脑梗死。查体：意识清，精神可，言语流利，饮水无呛咳；上肢仅出现协同运动，手仅有极细微的屈曲，下肢在坐位与站位时，有髋、膝、踝的协同性屈曲；坐位平衡 2 级。

问题分析：

1. 根据 Brunnstrom 偏瘫功能分级，该患者上肢、手、下肢各几级？

2. 根据患者目前功能状况，还需要进一步完善哪些方面的评定？

【实训准备】

PT 床、PT 凳、叩诊锤、大头针、音叉、试管及试管架、棉花、医用棉签、纸巾或软刷、钥匙、硬币、铅笔、汤匙等常见物，一套形状、大小、重量相同的物件，几块不同质地的布、音叉、耳机或耳塞等。

【实训步骤】

1. 7～8 位同学为一组进行病例分析讨论。

2. 模仿医院情景，每组讨论练习完成评定。

【实训注意事项】

1. 全面考虑评估内容。

2. 评估过程中注意与患者沟通，取得患者配合，注重患者感受。

【实训报告】

专业		班级	
姓名		学号	
实训内容			
评定目的			
实训用品			
实训步骤			
评定项目	评定结果		评定者
1			
2			
3			
4			
5			
6			
7			
8			
9			
10			
11			
实训体会			

【实训评价】

评价指标	评价内容	自评	小组互评	教师评分
职业素养	仪表仪容（1分）			
	学习态度（1分）			
	自主探究（1分）			
	团队协作（1分）			
	医患沟通（1分）			
职业技能	病史（5分）			
	Brunnstrom 上肢分期（10分）			
	Brunnstrom 手分期（10分）			
	Brunnstrom 下肢分期（10分）			
	感觉功能评定（5分）			
	肌张力的评定（10分）			
	关节活动度的评定（10分）			
	疼痛的评定（5分）			
	认知功能的评定（10分）			
	日常生活能力的评定（10分）			
	步态分析（10分）			
评价得分（100分）				

【改进建议】

⊙ 实训 7-3 偏瘫病例的讨论与分析（2）

【实训名称】偏瘫病例的讨论与分析。

【实训学时】4 学时。

【实训目的】

1. 知识目标：熟练掌握偏瘫疾病的评定方法。

2. 能力目标：学会对偏瘫疾病的评估操作。

3. 思政目标：培养学生与患者的沟通能力及临床思维能力。

【实训内容】

根据上节课讨论分析病例的结果，分组操作演示。

【实训准备】

PT 床、PT 凳、叩诊锤、大头针、音叉、试管以及试管架、棉花、医用棉签、纸巾或软刷、钥匙、硬币、铅笔、汤匙等常见物，一套形状、大小、重量相同的物件，几块不同质地的布、音叉、耳机或者耳塞等。

【实训步骤】

1. 以病例为导向，每 7～8 位同学为一组进行评定操作。

2. 指导教师指出不足并打分。

【实训报告】

专业		班级	
姓名		学号	
实训内容			
评定目的			
实训用品			
实训步骤			
评定项目	评定结果		评定者
1			
2			
3			
4			
5			
6			
7			
8			
9			
10			
11			
实训体会			

【实训评价】

评价指标	评价内容	自评	小组互评	教师评分
职业素养	仪表仪容（1分）			
	学习态度（1分）			
	自主探究（1分）			
	团队协作（1分）			
	医患沟通（1分）			
职业技能	病史（5分）			
	Brunnstrom 上肢分期（10分）			
	Brunnstrom 手分期（10分）			
	Brunnstrom 下肢分期（10分）			
	感觉功能评定（5分）			
	肌张力的评定（10分）			
	关节活动度的评定（10分）			
	疼痛的评定（5分）			
	认知功能的评定（10分）			
	日常生活能力的评定（10分）			
	步态分析（10分）			
评价得分（100分）				

【改进建议】

实训 7-4 脊髓损伤的评定技术（1）

【实训名称】脊髓损伤的评定技术（1）。

【实训学时】2 学时。

【实训目的】

1. 知识目标：掌握 ASIA 损伤程度分级、运动功能评定及评定注意事项。

2. 能力目标：学会脊髓损伤运动平面的判断。

3. 思政目标：培养学生关心、尊重、体贴患者的职业素养。

【实训内容】

1. 脊髓休克的评定：球海绵体反射阳性或肛门指检阳性，提示脊髓休克结束。球海绵体反射阳性为刺激男性龟头或女性阴蒂时，引起肛门括约肌反射性收缩；肛门反射阳性为指检刺激肛门，引起肛门外括约肌收缩。此外，损伤水平以下出现任何感觉运动或肌肉张力升高，同样提示脊髓休克结束。

2. ASIA 损伤程度分级。

A 级：完全性损伤。骶段（S4 ～ S5）无任何感觉或运动功能保留。

B 级：不完全性损伤。损伤平面以下（包括骶段）有感觉但无运动功能。

C 级：不完全性损伤。损伤平面以下存在运动功能，1/2 以上关键肌肌力 < 3 级。

D 级：不完全性损伤。损伤平面以下存在运动功能，1/2 以上关键肌肌力 ≥ 3 级。

E 级：感觉或运动功能正常。

3. 运动功能评定。

（1）检查内容：身体两侧各自 10 对肌节中的关键肌。

（2）等级评分如下。

① 0 分：未触及或未观察到肌肉的收缩。

② 1 分：可触及或观察到肌肉的收缩，但不能引起关节活动。

③ 2 分：解除重力的影响，能完成全关节活动范围的运动。

④ 3 分：能抗重力完成全关节活动范围的运动，但不能抗阻力。

⑤ 4 分：能抗重力及中等阻力，完成全关节活动范围的运动。

⑥ 5 分：能抗重力及最大阻力，完成全关节活动范围的运动。

⑦ NT：无法检查。

（3）10 对关键肌肌力评定。

① C_5：屈肘肌群。

② C_6：伸腕肌群。

③ C_7：伸肘肌群。

④ C_8：中指屈指肌群。

⑤ T_1：小指外展肌群。

⑥ L_2：屈髋肌群。

⑦ L_3：伸膝肌群。

⑧ L_4：踝背伸肌群。

⑨ L_5：伸趾肌群。

⑩ S_1：踝跖屈肌群。

【实训准备】

PT 床、PT 凳。

【实训步骤】

1. 由指导教师示教。

2. 学生分组进行运动平面评定并完成运动功能评分。按照徒手肌力评定的要求，完成对 10 对关键肌肌力评定，并记录运动功能评分。

3. 学生回示，小结。

【实训注意事项】

1. 评估过程中注意患者感受。

2. 注意健患侧对比。

3. 注意与患者的沟通技能。

4. 注意保护患者。

【实训报告】

专业		班级	
姓名		学号	
实训内容			
评定目的			
实训用具			
实训步骤			
评定项目			
运动平面评定	肌群	左侧肌力	右侧肌力
C_5			
C_6			
C_7			
C_8			
T_1			
L_2			
L_3			
L_4			
L_5			
S_1			
脊髓损伤程度分级			
实训体会			

【实训评价】

评价指标	评价内容		自评	小组互评	教师评分
职业素养	仪表仪容（1分）				
	学习态度（1分）				
	自主探究（1分）				
	团队协作（1分）				
	医患沟通（1分）				
职业技能	ASIA残损分级评定	肛门指检（5分）			
		脊髓休克的评定（5分）			
		ASIA损伤程度分级（5分）			
	运动平面评定	C_5（8分）			
		C_6（8分）			
		C_7（8分）			
		C_8（8分）			
		T_1（8分）			
		L_2（8分）			
		L_3（8分）			
		L_4（8分）			
		L_5（8分）			
		S_1（8分）			
评价得分（100分）					

【改进建议】

⊙ 实训 7-5　脊髓损伤的评定技术（2）

【实训名称】脊髓损伤的评定技术（2）。

【实训学时】2 学时。

【实训目的】

1. 知识目标：掌握脊髓损伤感觉功能的评定。

2. 能力目标：学会脊髓损伤感觉平面的评定。

3. 思政目标：培养学生关心、尊重、爱护患者的职业素养。

【实训内容】

一、感觉功能评定。

1. 检查内容：身体两侧各自的 28 个皮区关键点的针刺觉和轻触觉。

2. 等级评分：0= 缺失，1= 障碍（部分障碍或感觉改变，包括感觉过敏），2= 正常，NT= 无法检查。

3. 感觉平面的评定（28 个感觉关键点）：

C_2：枕骨粗隆。 　　C_3：锁骨上间隙。 　　C_4：肩锁关节顶点。

C_5：前臂间隙外侧缘。 C_6：拇指。 　　　　C_7：中指。

C_8：小指。 　　　　　T_1：前臂间隙内侧缘。 T_2：腋窝顶点。

T_3：第 3 肋间隙。 　　T_4：第 4 肋间隙。 　T_5：第 5 肋间隙。

T_6：第 6 肋间隙。 　　T_7：第 7 肋间隙。 　T_8：第 8 肋间隙。

T_9：第 9 肋间隙。 　　T_{10}：第 10 肋间隙。 T_{11}：第 11 肋间隙。

T_{12}：腹股沟韧带的中点。 L_1：T12 和 L2 的中点。 L_2：大腿前面中部。

L_3：股骨内上髁。 　　L_4：内踝。 　　　　L_5：第三跖趾关节足背侧。

S_1：外踝。 　　　　　S_2：腘窝中点。 　　　S_3：坐骨结节。

$S_4 \sim S_5$：肛周区域。

【实训准备】

PT 床、PT 凳、大头针、棉签。

【实训步骤】

1. 由指导教师示教。

2. 学生分组练习感觉平面评定，并完成感觉功能评分。

3. 学生回示，小结。

【实训注意事项】

1. 评估过程中注意患者感受。

2. 注意健患侧对比。

3. 注意与患者的沟通技能。

4. 注意保护患者。

【实训报告】

专业		班级	
姓名		学号	
实训内容			
实训目的			
实训用具			
实训步骤			
感觉平面评定	左侧		右侧	
	触觉	针刺觉	触觉	针刺觉
C_2				
C_3				
C_4				
C_5				
C_6				
C_7				
C_8				
T_1				
T_2				
T_3				
T_4				
T_5				
T_6				
T_7				
T_8				

续表

T_9				
T_{10}				
T_{11}				
T_{12}				
L_1				
L_2				
L_3				
L_4				
L_5				
S_1				
S_2				
S_3				
$S_4 \sim S_5$				
实训体会				

【实训评价】

评价指标	评价内容		自评	小组互评	教师评分
职业素养	仪表仪容（1分）				
	学习态度（1分）				
	自主探究（1分）				
	团队协作（1分）				
	医患沟通（1分）				
职业技能	感觉平面评定	分值	/	/	/
	C_2	4			
	C_3	4			
	C_4	4			
	C_5	4			
	C_6	3			
	C_7	3			
	C_8	3			
	T_1	4			
	T_2	4			
	T_3	3			
	T_4	3			
	T_5	3			
	T_6	3			
	T_7	3			
	T_8	3			
	T_9	3			
	T_{10}	3			
	T_{11}	3			
	T_{12}	4			
	L_1	4			
	L_2	4			
	L_3	4			
	L_4	4			
	L_5	3			
	S_1	3			
	S_2	3			
	S_3	3			
	$S_4 \sim S_5$	3			
	评价得分（100分）				

【改进建议】

● 实训 7-6 脊髓损伤病例的讨论与分析

【实训名称】脊髓损伤病例的讨论与分析。

【实训学时】4 学时。

【实训目的】

1. 知识目标：掌握脊髓损伤疾病的评定方法。

2. 能力目标：学会脊髓损伤疾病的评估操作。

3. 思政目标：培养学生关心、尊重、理解患者的职业素养。

【实训内容】

患者张某，女，40 岁，10 月 1 日，因车祸伤后头颈疼痛，四肢瘫痪 9 小时入院。10 月 8 日进行颈部手术。10 月 23 日以 $C_6 \sim C_7$ 椎骨折脱位伴有四肢瘫痪转入康复科。肌力：C_5 左侧 5 级，右侧 5 级；C_6 左侧 4 级，右侧 4 级；C_7 左侧 3 级，右侧 3 级；C_8 左侧 1+ 级，右侧 1+ 级；T_1 左侧 0 级；右侧 0 级；轻触觉：左侧 $C_2 \sim C_7$ 正常，C_8 及以下消失。右侧 $C_2 \sim C_7$ 正常，C_8 及以下消失；针刺觉：双侧 $C_2 \sim C_7$ 正常，C_8 减退，T_1 及以下消失。球海绵体反射阳性，肛门反射阳性。肛门指检未发现骶部残存（感觉运动消失）。

问题分析：

1. 患者的脊髓损伤水平？

2. 患者的脊髓损伤程度？

3. 患者康复评定的主要项目及其方法？

【实训准备】

PT 床、PT 凳、棉签、大头针。

【实训步骤】

1. 以病例为导向，每 7～8 位同学为一组进行评定操作。

2. 指导教师指出不足并打分。

【实训注意事项】

1. 评估过程中注意患者感受。

2. 注意健患侧对比。

3. 注意与患者的沟通技能。

4. 注意保护患者。

【实训报告】

专业		班级	
姓名		学号	
实训内容			
实训目的			
实训用具			
实训步骤			
评定项目	评定结果	评定者	
1			
2			
3			
4			
5			
6			
7			
8			
9			
10			
11			
12			
实训体会			

【实训评价】

评价指标	评价内容		自评	小组互评	教师评分
职业素养	仪表仪容（1分）				
	学习态度（1分）				
	自主探究（1分）				
	团队协作（1分）				
	医患沟通（1分）				
职业技能	评定项目	分值	/	/	/
	病史	5			
	运动平面的评定	20			
	感觉平面的评定	20			
	ASIA 损伤程度分级	10			
	关节活动度的评定	5			
	平衡功能的评定	5			
	疼痛的评定	5			
	心理功能的评定	5			
	肌张力的评定	5			
	日常生活能力的评定	5			
	呼吸功能的评定	5			
	常见并发症的评定	5			
评价得分（100分）					

【改进建议】

⊙ 实训 7-7　周围神经损伤的评定技术

【实训名称】周围神经损伤的评定技术。

【实训学时】2 学时。

【实训目的】

1. 知识目标：掌握常见周围神经损伤的康复评定方法。

2. 能力目标：学会周围神经损伤的整体评定技术。

3. 思政目标：培养学生缜密的临床思维能力和关心、尊重、理解患者的职业素养。

【实训内容】

一、神经干叩击试验（Tinel 征）。

按压或叩击神经干，局部出现针刺性疼痛，并有麻痛感向该神经支配区放射为阳性，表示为神经损伤部位，或从神经修复处向远端沿神经干叩击，Tinel 征阳性则是神经恢复的表现。

二、常见周围神经损伤评定及临床表现。

1. 腋神经损伤。

腋神经损伤时，三角肌瘫痪、萎缩，肩外展功能丧失，外旋无力，三角肌区皮肤感觉障碍，肩部失去圆隆的外形，形成"方形肩"。

2. 正中神经损伤。

（1）临床表现："猿手"畸形，拇指不能外展和对掌，桡侧三个半手指感觉障碍。若在腕部受伤，前臂肌肉功能良好，拇指外展和对掌功能障碍。

（2）特殊检查。

① 拇指小指夹纸试验：嘱患者用患手拇指与小指夹一个纸片，检查者抽出纸片。检查者可以轻易将纸抽出，即为试验阳性，说明拇指对掌肌无力，正中神经损伤可能在腕以上。

② 屈指试验：检查者将患手举起，检查者固定患手食指近侧指间关节使之伸直，让患者主动屈曲远侧指间关节。若正中神经损伤，则不能主动屈曲，说明指深屈肌麻痹，损伤部位在前臂以上。

③ 拇指屈曲试验：患者手放于桌上，手掌朝上，检查者固定拇指掌指关节于屈曲位，让患者主动屈曲指间关节，或让患者抗阻力屈曲指间关节。如无力或不能屈曲，说明拇长屈肌无力，损伤部位可能在前臂以上。

3. 桡神经损伤。

手背桡侧皮肤感觉缺失或感觉减退，出现垂腕、垂指、前臂旋前畸形、手背桡侧尤以虎口部皮肤有麻木区或感觉障碍。

4. 尺神经损伤。

（1）临床表现：表现为屈腕能力减弱，环指和小指远节指关节不能屈曲，小鱼际肌、骨间肌萎缩，手指分开、合拢受限，拇指不能内收，小指、环指掌指关节过伸，呈"爪形手"畸形。感觉障碍主要位于手掌面的尺侧部，小指和环指尺侧一半，以及手背部的小指、环指和中指的一半。

（2）特殊检查。

① 夹纸试验：检查者将一纸片放在患手两指之间，嘱患者用力夹紧纸片，检查者抽出纸片。如检查者能轻易抽出纸片，说明各手指不能内收外展，掌侧骨间肌无力。

② Froment 征：患者拇指与食指相捏时，出现拇指掌指关节过伸和指关节过屈的畸形，表明拇收肌、拇短屈肌深头和第 1 背侧骨间肌麻痹。

③ 环小指屈指试验：将患手举起检查，检查者固定患手环指、小指近侧指间关节于伸直位，嘱患者屈曲环指、小指的远侧指间关节。两指末节不能主动屈曲，则表明尺侧指深屈肌瘫痪。

5. 腕管综合征。

（1）临床表现：首先感到手掌桡侧三个半手指麻木或疼痛，有时疼痛可牵涉到前臂，夜间、清晨症状加重，适当抖动手腕症状可以减轻。

（2）特殊检查。

① 屈腕试验阳性（Phalen 征）：屈肘、前臂上举，双腕同时屈曲 90°，1 分钟内患侧即会诱发出正中神经刺激症状，阳性率 70％ 左右。

6. 坐骨神经损伤。

坐骨神经损伤部位高时，出现半腱肌、半膜肌、股二头肌及胫神经和腓总神经支配的肌肉瘫痪，小腿不能屈曲，足及足趾运动完全消失，呈"跨阈步态"。跟腱反射消失，小腿外侧感觉障碍或出现疼痛，足底感觉丧失常导致损伤和溃疡。

7. 腓总神经损伤。

足下垂，走路呈跨阈步态；踝关节不能背伸及外翻，足趾不能背伸，足下垂或内翻，出现"马蹄内翻足"；胫前及小腿外侧肌肉萎缩；小腿外侧及足背皮肤感觉减退或缺失。

8. 胫神经损伤。

足内翻力弱，不能跖屈，不能以足尖站立，由于小腿前外侧肌群过度牵拉，致使患足呈背屈及外翻位，出现"钩状足"，感觉障碍区以足底面皮肤明显。

【实训准备】

PT 床、PT 凳、叩诊锤。

【实训步骤】

1. 复习神经损伤常见临床表现。

2. 教师示教周围神经损伤的评定方法。

3. 学生分组进行学习。

【实训注意事项】

1. 评估过程中注意患者感受。

2. 注意健患侧对比。

3. 注意与患者的沟通技能。

4. 注意保护患者。

【实训报告】

专业		班级	
姓名		学号	
实训内容			
实训目的			
实训用具			
实训步骤			
评定项目	评定结果	评定者	
1			
2			
3			
4			
5			
6			
7			
8			
9			
实训体会			

【实训评价】

评价指标	评价内容			自评	小组互评	教师评分
职业素养	仪表仪容（1分）					
	学习态度（1分）					
	自主探究（1分）					
	团队协作（1分）					
	医患沟通（1分）					
职业技能	项目		分值	/	/	/
	神经干叩击试验		5			
	腋神经损伤	肌力评定	5			
		感觉评定	5			
	正中神经损伤	肌力评定	5			
		感觉评定	5			
		特殊检查 拇指小指夹纸试验	4			
		屈指试验	4			
		拇指屈曲试验	4			
	桡神经损伤	肌力评定	3			
		感觉评定	3			
	尺神经损伤	肌力评定	3			
		感觉评定	3			
		特殊检查 夹纸试验	4			
		Froment征	5			
		环小指屈曲试验	5			
	腕管综合征	肌力评定	2			
		感觉评定	2			
		特殊检查 屈腕试验	4			
	坐骨神经损伤	肌力评定	2			
		感觉评定	2			
	胫神经损伤	肌力评定	5			
		感觉评定	5			
	腓总神经损伤	肌力评定	5			
		感觉评定	5			
	评价得分（100分）					

【改进建议】

⦿ 实训 7-8　周围神经病损病例的讨论与分析

【实训名称】周围神经病损病例的讨论与分析。

【实训学时】2 学时。

【实训目的】

1. 知识目标：握周围神经损伤的评定方法。

2. 能力目标：学会理论与临床实际联系，加强对周围神经损伤的理解及评估操作。

3. 思政目标：培养学生一丝不苟的敬业精神和关心、尊重、理解患者的职业素养。

【实训内容】

患者沈某，女，22 岁，车祸引发左上臂牵拉致神经损伤。现左腕无法抬起，感觉消失，左手伸腕、伸指肌力 0 级，手背桡侧皮肤感觉缺失。

问题分析：

1. 患者受损神经为？

2. 结合患者实际情况，应做哪些评定项目？

【实训准备】

PT 床、PT 凳、叩诊锤、皮尺、量角器。

【实训步骤】

1. 以病例为导向，每 7～8 位同学为一组进行讨论分析。

2. 分组进行操作。

3. 指导教师指出不足并打分。

【实训注意事项】

1. 评估过程中注意患者感受。

2. 注意健患侧对比。

3. 注意与患者的沟通技能。

4. 注意保护患者。

【实训报告】

专业		班级	
姓名		学号	
实训内容			
实训目的			
实训用具			
实训步骤			
评定项目	评定结果	评定者	
1			
2			
3			
4			
5			
6			
7			
8			
9			
实训体会			

【实训评价】

评价指标	评价内容		自评	小组互评	教师评分
职业素养	仪表仪容（1分）				
	学习态度（1分）				
	自主探究（1分）				
	团队协作（1分）				
	医患沟通（1分）				
职业技能	评定项目	分值	/	/	/
	形态观察	10			
	肌力评定	15			
	关节活动度评定	15			
	围度的评定	10			
	反射检查	10			
	感觉功能评定	10			
	自主神经功能检查	5			
	神经干叩击试验	10			
	日常生活活动能力评定	10			
评价得分（100分）					

【改进建议】

模块二

康复治疗技术

项目 1 运动疗法

实训 1-1 关节活动技术

【实训名称】关节活动技术。

【实训学时】2 学时。

【实训目的】

1. 知识目标：掌握被动运动、助力运动和主动运动等常用的关节活动训练方法；熟悉主要关节的解剖结构及运动学知识；了解引起关节活动度异常的原因。

2. 能力目标：学会上肢、下肢、躯干主要关节的被动运动、助力运动及主动运动等关节活动技术。

3. 思政目标：培养学生良好的人文关怀和爱岗敬业精神，与患者进行有效的医患沟通。

【实训内容】

上肢肩、肘、腕关节和下肢髋、膝、踝关节及躯干的被动运动、助力运动、主动运动技术。

1. 肩关节：屈、伸、内收、外展、内旋、外旋、水平内收及水平外展的被动、助力及主动活动技术。

2. 肘关节：屈、伸的被动、助力及主动活动技术。

3. 腕关节：屈、伸、尺偏、桡偏的被动、助力及主动活动技术；前臂旋前、旋后的被动、助力及主动活动技术。

4. 髋关节：屈、伸、内收、外展、内旋、外旋的被动、助力及主动技术。

5. 膝关节：屈、伸的被动、助力及主动活动技术。

6. 踝关节：跖屈、背伸、内翻、外翻的被动、助力及主动活动技术；躯干屈、伸和旋转的被动、助力及主动活动技术。

【实训准备】

1. 实训用品：PT 床、PT 凳、肩梯、滑轮、肋木、体操棒、滚筒、毛巾、肩关节练习器、肘关节练习器、悬吊床、绳索、台阶、踝关节练习器等。

2. 实训病例：患者张某，女，50 岁，因持重物致右侧肱二头肌长头肌腱断裂，进行肌腱修复术后，使用吊带固定肩肘关节。

3. 问题：如何对该患者进行关节活动训练?

【实训步骤】

1. 教师讲授实训的目的与要求，示范上肢主要关节的关节活动技术操作步骤，同时强调操作要点及注意事项。

2. 学生分组进行上肢关节活动技术的训练，教师巡视指导。

3. 共同讨论操作过程中的问题，教师答疑解惑。

4. 学生按照实训内容完成实训报告和实训评价。

【实训注意事项】

1. 熟悉上肢、下肢及躯干主要关节的解剖结构，了解关节各个方向的正常活动度范围。

2. 进行关节被动活动时手法轻柔，达到全范围活动。

3. 完成关节活动后适当牵伸附近多关节肌，进一步改善关节活动范围。

4. 严格遵守关节活动训练的临床应用，掌握禁忌证。

【实训报告】

专业		班级	
姓名		学号	
实训内容			
实训目的			
实训用品			
实训步骤			
病例讨论结果			
实训体会			

【实训评价】

	评价内容	自评	小组互评	教师评分
职业素养	仪容仪表（5分）			
	学习态度（5分）			
	自主探究（5分）			
	团队协作（5分）			
	医患沟通（5分）			
职业技能	1. 肩关节（共25分） ① 前屈（5分）：患者仰卧，治疗者一手握住患者手部，一手握住患者肘关节近端，进行肩前屈 ② 后伸（5分）：患者侧卧，治疗者站于患者背后，两手分别握住患者肩部和前臂，进行肩后伸 ③ 外展（5分）：患者仰卧，肩外旋，治疗者两手分别握住患者肘部和腕关节做全范围的外展动作 ④ 水平外展和内收（5分）：患者仰卧于床边，肩外展90°，治疗者一手握住患者肘部，一手托患者腕部，进行水平内收及外展 ⑤ 肩内旋和外旋（5分）：患者仰卧，肩外展90°，屈肘90°，治疗者一手握住患者肘部，一手握住患者手腕上方，进行内旋和外旋			
	2. 肘关节（5分） 患者仰卧，肩稍外展，前臂旋后。治疗者一手握住肘部，一手握住腕关节近端，做屈、伸肘运动			
	3. 腕关节（5分） 患者仰卧，屈肘90°，治疗者一手握住患者腕近端，一手握住患者手掌，分别做腕的掌屈、背伸、尺偏、桡偏及环转运动			
	4. 髋关节（共25分） ① 屈髋（6分）：患者仰卧，治疗者一手托住患者膝关节外侧，一手托住患者小腿远端，双手同时抬起下肢，做屈髋、屈膝动作 ② 伸髋（6分）：患者侧卧，下方下肢髋膝微屈，治疗者站其身后，一手放在下肢膝内侧托住下肢伸髋，一手固定骨盆 ③ 外展（5分）：患者仰卧，下肢伸直，治疗者一手放在患者腘窝处托住大腿，一手托在小腿远端下方，做下肢外展动作 ④ 内、外旋（8分）：患者仰卧，治疗者一手放在患者小腿远端后方，一手放在患者膝外侧，托起下肢至髋、膝均屈曲90°（避免大腿外展），做内旋、外旋运动			
	5. 膝关节（5分）：患者俯卧，下肢伸直，治疗者一手托住患者小腿远端下方，一手固定住患者大腿远端上方，做屈、伸膝运动			

续表

	评价内容	自评	小组互评	教师评分
职业技能	6. 踝关节（共10分） ① 背伸（5分）：患者仰卧，踝关节处于中立位，治疗者一手固定患者小腿远端，一手托患者足跟进行踝背伸，同时前臂将足压向头端 ② 内、外翻（5分）：患者仰卧，踝关节处于中立位，治疗者一手固定患者小腿远端，一手握住患者足底面，前臂掌侧接触足底，进行踝内、外翻运动			
	评价得分（100分）			

【改进建议】

实训1-2 上肢关节松动技术

【实训名称】上肢关节松动技术。

【实训学时】2学时。

【实训目的】

1. 知识目标：掌握关节松动技术的手法分级，上肢的关节松动技术操作方法；熟悉主要关节的解剖结构及运动学知识，关节松动技术的临床应用。

2. 能力目标：学会上肢主要关节的关节松动技术。

3. 思政目标：培养学生良好的医德医风，树立正确的职业理念。

【实训内容】

肩、肘、腕关节的牵引、滑动、摆动等关节松动技术手法操作。

1. 盂肱关节的分离牵引、长轴牵引、前屈向足侧滑动、外展向足侧滑动、前后向滑动及后前向滑动等活动。

2. 肩胛胸壁关节的关节松动技术。

3. 肘部肱尺关节和肱桡关节的分离牵引、长轴牵引及侧方滑动等活动。

4. 腕关节的分离牵引、前后向滑动、后前向滑动、尺侧滑动及桡侧滑动等活动。

【实训准备】

1. 实训用品：PT床、PT凳、OT桌、毛巾等。

2. 实训病例：李某，男，50岁，主诉肩关节疼痛，伴有活动明显受限，经诊断确诊为肩周炎。

3. 问题：如何对该患者进行关节松动技术？

【实训步骤】

1. 教师讲授实训目的与要求，示范上肢主要关节的关节松动技术操作步骤，同时强调操作要点及注意事项。

2. 学生分组进行上肢关节松动技术的训练，教师巡视指导。

3. 共同讨论操作过程中的问题，教师答疑解惑。

4. 学生按照实训内容完成实训报告和实训评价。

【实训注意事项】

1. 明确上肢各关节的解剖结构，生理运动和附属运动。

2. 掌握关节松动技术的手法分级。

3. 治疗前评定患者主要问题，根据疼痛和僵硬的程度选择手法强度。

4. 治疗过程中及时询问患者感觉。

5. 严格遵守上肢关节松动的临床应用，掌握禁忌证。

【实训报告】

专业		班级	
姓名		学号	
实训内容			
实训目的			
实训用品			
实训步骤			
病例讨论结果			
实训体会			

【实训评价】

评价内容		自评	小组互评	教师评分
职业素养	仪容仪表（5分）			
	学习态度（5分）			
	自主探究（5分）			
	团队协作（5分）			
	医患沟通（5分）			
职业技能	1. 盂肱关节（共35分） ①分离牵引（5分）：患者仰卧，肩稍外展，治疗者站于患者上肢和躯干之间，外侧手托住患者肘部，内侧手握住患者肱骨头下方内侧向外持续推肱骨 ②长轴牵引（5分）：患者仰卧，肩稍外展，治疗者站于患者上肢和躯干之间，内侧握住患者肱骨头下方内侧，外侧手握住患者肱骨远端向足方向牵拉肱骨 ③上下滑动（5分）：患者仰卧，肩稍外展，前臂中立位，治疗者双手分别握住患者肱骨近端的内外侧，内侧手稍向外做分离牵引，外侧手将肱骨头上下推动 ④前屈向足侧滑动（5分）：患者仰卧，肩前屈90°，屈肘，治疗者两手交叉握住患者肱骨近端两侧，同时向足侧牵拉肱骨 ⑤外展向足侧滑动（5分）：患者仰卧，肩外展90°，治疗者外侧手握住患者肘关节内侧向外牵引，内侧手握住患者肱骨远端外侧向足侧推动肱骨 ⑥前后向滑动（5分）：患者仰卧于床边，治疗者面向患者，一手置于患者肱骨远端内侧托住肱骨，一手掌部置于患者肱骨头前方由前向后推动 ⑦后前向滑动（5分）：患者仰卧于床边，掌心向下置于腹部，治疗者双手拇指放在患者肱骨头后方，其余四指分别放在患者肩部和肱骨前方，两拇指同时向前推动肱骨			
	2. 肩胛胸壁关节（10分）：患者健侧卧位，屈肘，治疗者一手放患者其肩部，一手从上臂下方穿过握住患者肩胛骨下角，双手同时使肩胛骨做上抬、下沉、前伸、后缩及旋转运动			
	3. 肘部：肱尺关节（15分） ①分离牵引（5分）：患者仰卧，屈肘90°，前臂旋后，治疗者面向患者足侧，一手固定患者前臂远端，一手掌根置于患者尺骨近端掌面向足侧推动尺骨 ②长轴牵引（5分）：患者仰卧，肩稍外展，屈肘90°，前臂旋前，治疗者面向患者，内侧手握患者肱骨远端内侧固定，外侧手握患者前臂远端尺侧做长轴牵引 ③侧方滑动（5分）：患者仰卧，肩稍外展，治疗者面向患者，一手握住患者肱骨远端外侧固定，一手握住患者尺骨近端内侧向桡侧推动			

续表

评价内容		自评	小组互评	教师评分
职业技能	4. 腕关节：桡腕关节（15分） ① 分离牵引（3分）：患者坐位，前臂旋前，治疗者一手固定患者前臂远端，一手握住患者近排腕骨向远侧牵拉 ② 前后向滑动（3分）：患者坐位，前臂旋后，腕关节中立位置于桌边，治疗者一手握住患者近排腕骨固定，一手掌根由掌侧向背侧推桡骨远端 ③ 后前向滑动（3分）：患者坐位，前臂旋前，腕中立位置于桌边，治疗者一手握住患者近排腕骨固定，一手掌根由背侧向掌侧推桡骨远端 ④ 尺侧滑动（3分）：患者坐位，前臂中立位置于桌边，治疗者一手固定患者前臂远端，一手握住患者近排腕骨桡侧向尺侧推动 ⑤ 桡侧滑动（3分）：患者俯卧，肩外展，前臂中立位于床边，治疗者一手固定患者前臂远端，一手握住患者近排腕骨尺侧向桡侧推动			
评价得分（100分）				

【改进建议】

⦿ 实训1-3 下肢关节松动技术

【实训名称】下肢关节松动技术。

【实训学时】2学时。

【实训目的】

1. 知识目标：掌握关节松动技术的手法分级，下肢关节松动技术操作方法；熟悉主要关节的解剖结构及运动学知识，关节松动技术的临床应用。

2. 能力目标：掌握下肢关节松动技术。

3. 思政目标：培养学生团队协作精神和集体荣誉感。

【实训内容】

1. 髋关节：分离牵引、长轴牵引、前后向滑动及后前向滑动等操作。

2. 膝关节：长轴牵引、前后向滑动、后前向滑动及侧方滑动等操作。

3. 踝关节：前后向滑动及后前向滑动等操作。

【实训准备】

1. 实训用品：PT床、PT凳、毛巾、皮带等。

2. 实训病例：王某，男，40岁，主诉膝关节活动受限，3年前胫骨平台骨折进行手术治疗。

3. 问题：如何对该患者进行关节松动技术？

【实训步骤】

1. 教师讲授实训的目的与要求，示范下肢主要关节的关节松动技术操作步骤，同时强调操作要点及注意事项。

2. 学生分组进行下肢关节松动技术的训练，教师巡视指导。

3. 共同讨论操作过程中的问题，教师答疑解惑。

4. 学生按照实训内容完成实训报告和实训评价。

【实训注意事项】

1. 掌握下肢各关节的解剖结构，生理运动和附属运动。

2. 掌握关节松动技术的手法分级。

3. 治疗前评定患者主要问题，根据疼痛和僵硬的程度选择手法强度。

4. 治疗过程中及时询问患者感觉。

5. 严格遵守下肢关节松动的临床应用，掌握禁忌证。

【实训报告】

专业		班级	
姓名		学号	
实训内容			
实训目的			
实训用品			
实训步骤			
病例讨论结果			
实训体会			

【实训评价】

	评价内容	自评	小组互评	教师评分
职业素养	仪容仪表（5分）			
	学习态度（5分）			
	自主探究（5分）			
	团队协作（5分）			
	医患沟通（5分）			
职业技能	1. 髋关节（32分） ① 分离牵引（8分）：患者仰卧，屈髋屈膝，小腿置于治疗者肩上，治疗者面向患者，双手交叉握住患者股骨近端前方，身体带动上肢，拉股骨向足侧 ② 长轴牵引（8分）：患者仰卧，治疗者面向患者，两手握住股骨远端，身体带动上肢，拉股骨向足侧 ③ 前后向滑动（8分）：患者仰卧于床边，治疗者面向患者，一手置于股骨远端内侧托起大腿，一手置于股骨近端前方向后侧推股骨 ④ 后前向滑动（8分）：患者俯卧于床边，患腿屈膝，治疗者面向患者，一手置于股骨远端前方上托大腿，一手置于股骨近端后方向前侧推股骨			
	2. 膝关节：股胫关节（29分） ① 长轴牵引（8分）：患者坐位，小腿垂于床边，治疗者两手握住小腿远端向下方拉小腿 ② 前后向滑动（7分）：患者坐位，小腿垂于床边，治疗者一手握小腿远端后方上抬，一手置于胫骨近端前侧向后方推动 ③ 后前方滑动（7分）：患者仰卧，患肢屈髋屈膝足底置于床面，治疗者用臀部固定患足，两手握住小腿近端向前拉胫骨 ④ 侧方滑动（7分）：患者仰卧，治疗者面向患者，一手置于股骨远端外侧固定，一手置于胫骨近端内侧向外推动。			
	3. 踝关节：胫距关节（14分） ① 前后向滑动（7分）：患者仰卧，足置于床边，治疗者一手握住小腿远端前方固定，一手握住距骨前方向后推动 ② 后前向滑动（7分）：患者俯卧，足置于床边，治疗者一手握住小腿远端前方固定，一手握住距骨后方向前推动			
评价得分（100分）				

【改进建议】

⦿ 实训 1-4　上肢软组织牵伸技术

【实训名称】上肢软组织牵伸技术。

【实训学时】2 学时。

【实训目的】

1. 知识目标：掌握上肢软组织牵伸技术常用的牵伸方法；熟悉软组织挛缩的概念及其类型与牵伸技术的临床应用及注意事项。

2. 能力目标：学会上肢主要肌群的徒手被动牵伸技术。

3. 思政目标：培养学生良好的医德医风，树立正确的职业理念。

【实训内容】

上肢肩、肘、腕部主要肌群的徒手被动牵伸和自我牵伸技术。

1. 肩部：前屈肌群、后伸肌群、内收肌群、内旋肌群及外旋肌群的徒手被动牵伸和自我牵伸手法。

2. 肘部：屈肘肌群、伸肘肌群、前臂旋前及旋后肌群的徒手被动牵伸和自我牵伸手法。

3. 腕关节：屈腕肌群、伸腕肌群、尺偏肌群及桡偏肌群的徒手被动牵伸和自我牵伸手法。

【实训准备】

1. 实训用品：PT 床、PT 凳、肩梯、肋木、体操棒、治疗桌、治疗凳等。

2. 实训病例：吴某，女，50 岁，脑卒中恢复期，右侧上肢屈肌肌张力异常增高。

3. 问题：如何对该患者进行上肢软组织牵伸？

【实训步骤】

1. 教师讲授实训的目的与要求，示范上肢主要肌群牵伸技术的操作步骤，同时强调操作要点及注意事项。

2. 学生分组进行上肢软组织牵伸技术的训练，教师巡视指导。

3. 共同讨论操作过程中的问题，教师答疑解惑。

4. 学生按照实训内容完成实训报告和实训评价。

【实训注意事项】

1. 掌握上肢主要肌群解剖结构和作用。

2. 牵伸前评估软组织挛缩程度，避免过度牵伸。

3. 取得患者配合，嘱患者完全放松，避免抵抗。

4. 牵伸时适当对关节分离牵引，防止挤压关节引起肌肉牵张反射增强。

5. 严格遵守上肢软组织牵伸的临床应用，掌握禁忌证。

【实训报告】

专业		班级	
姓名		学号	
实训内容			
实训目的			
实训用品			
实训步骤			
病例讨论结果			
实训体会			

【实训评价】

评价内容		自评	小组互评	教师评分
职业素养	仪容仪表（5分）			
	学习态度（5分）			
	自主探究（5分）			
	团队协作（5分）			
	医患沟通（5分）			
职业技能	1. 肩部（28分） ① 前屈肌群（7分）：患者俯卧，治疗者一手固定患者肩胛骨，一手握住患者上臂远端，被动后伸肩关节至最大角度 ② 后伸肌群（7分）：患者仰卧，治疗者一手固定患者肩胛骨，一手握住患者肘关节，被动前屈肩关节至最大角度 ③ 内收肌群（7分）：患者仰卧，上肢外旋伸直，治疗者一手握住患者肘部，一手握住患者前臂远端，被动外展肩关节至最大角度 ④ 内/外旋肌群（7分）：患者仰卧，肩外展90°，肘屈曲90°，治疗者一手固定患者上臂远端，一手握住患前臂远端，被动外/内旋至最大角度			
	2. 肘部（25分） ① 屈肘肌群（8分）：患者仰卧，肩稍外展，治疗者一手握住患者肱骨远端固定，一手握住患者前臂远端，被动伸肘至最大角度 ② 伸肘肌群（7分）：患者仰卧，肩稍外展，治疗者一手握住患者肱骨远端后方固定，一手握住患者前臂远端，被动屈肘至最大角度 ③ 旋前/旋后肌群（10分）：患者仰卧，肩稍外展，治疗者一手固定患者肱骨远端，一手握住患者前臂远端，被动旋后/旋前至最大角度			
	3. 腕部（22分） ① 屈腕肌群（8分）：患者仰卧，肩稍外展，前臂中立位，治疗者一手固定住患者前臂远端，一手握住患者掌心，被动伸腕至最大角度 ② 伸腕肌群（7分）：患者体位同上，治疗者一手固定患者前臂远端，一手握住患者掌背，被动屈腕至最大角度 ③ 尺偏/桡偏肌群（7分）：患者仰卧，肩稍外展，前臂旋前，治疗者一手固定患者前臂远端，一手握住患者手掌被动桡偏/尺偏至最大角度			
评价得分（100分）				

【改进建议】

实训1-5 下肢、躯干软组织牵伸技术

【实训名称】下肢、躯干软组织牵伸技术。

【实训学时】2学时。

【实训目的】

1. 知识目标：掌握下肢及躯干牵伸技术常用的牵伸方法；熟悉软组织挛缩的概念及其类型，牵伸技术的临床应用及注意事项。

2. 能力目标：学会下肢及躯干主要肌群的徒手被动牵伸和自我牵伸技术。

3. 思政目标：学会与患者进行有效的医患沟通，培养学生良好的人文关怀和爱岗敬业精神。

【实训内容】

下肢髋、膝、踝部及躯干主要肌群的徒手被动牵伸和自我牵伸技术。

1. 髋部：屈髋肌群、伸髋肌群、内收肌群、内旋及外旋肌群的徒手被动牵伸和自我牵伸手法。

2. 膝部：屈膝肌群及伸膝肌群的徒手被动牵伸和自我牵伸手法。

3. 踝部：跖屈肌群、背伸肌群、足内翻肌群的徒手被动牵伸和自我牵伸手法。

4. 颈部：屈、伸及侧屈肌群的徒手被动牵伸和自我牵伸手法。

5. 腰部：屈、伸及侧屈肌群的徒手被动牵伸和自我牵伸手法。

【实训准备】

1. 实训用品：PT床、PT凳、台阶、站立斜板等。

2. 实训病例：张某，男，30岁，外伤致截瘫，双侧下肢伸肌肌张力升高。

3. 问题：如何对该患者进行双侧下肢牵伸？

【实训步骤】

1. 教师讲授实训的目的与要求，示范下肢及躯干主要肌群牵伸技术的操作步骤，同时强调操作要点及注意事项。

2. 学生分组进行下肢及躯干软组织牵伸技术的训练，教师巡视指导。

3. 共同讨论操作过程中的问题，教师答疑解惑。

4. 学生按照实训内容完成实训报告和实训评价。

【实训注意事项】

1. 掌握下肢及躯干主要肌群解剖结构和作用。

2. 牵伸前评估软组织挛缩程度，避免过度牵伸。

3. 取得患者配合，嘱患者完全放松，避免抵抗。

4. 牵伸时适当对关节分离牵引，防止挤压关节引起肌肉牵张反射增强。

5. 严格遵守下肢及躯干软组织牵伸的临床应用，掌握禁忌证。

【实训报告】

专业		班级	
姓名		学号	
实训内容			
实训目的			
实训用品			
实训步骤			
病例讨论结果			
实训体会			

【实训评价】

评价内容		自评	小组互评	教师评分
职业素养	仪容仪表（5分）			
	学习态度（5分）			
	自主探究（5分）			
	团队协作（5分）			
	医患沟通（5分）			
职业技能	1. 髋部（20分） ① 伸髋肌群（5分）：患者仰卧，治疗者一手握住患者足跟，一手握住患者膝关节上方，被动屈髋屈膝至最大角度 ② 屈髋肌群（5分）：患者俯卧，屈膝90°，治疗者一手固定患者骨盆，一手托住患者大腿远端前方上抬，被动伸髋至最大角度 ③ 内收肌群（5分）：患者仰卧，治疗者一手固定患者对侧大腿，一手托住患者患侧大腿下方外展髋关节至最大角度 ④ 内旋/外旋肌群（5分）：患者坐位，小腿垂于床边，治疗者一手固定患者骨盆，一手握住患者小腿远端被动外旋/内旋髋关节至最大角度			
	2. 膝部（10分） ① 屈膝肌群（5分）：患者仰卧，治疗者一手握踝关节后方上抬下肢，一手置于股骨远端前部向床面用力，被动伸膝至最大角度 ② 伸膝肌群（5分）：患者俯卧，治疗者一手固定骨盆，一手握小腿远端前部被动屈膝至最大角度			
	3. 踝部（15分） ① 跖屈肌群（5分）：患者仰卧，治疗者一手固定住患者小腿远端，一手握住患侧足底，被动背伸踝关节至最大角度 ② 背伸肌群（5分）：患者仰卧，治疗者一手固定住患者小腿远端，一手住握患侧足背，被动跖屈踝关节至最大角度 ③ 内翻肌群（5分）：患者仰卧，治疗者一手固定患者小腿远端，一手握住患者足底面，被动背伸、外翻踝关节至最大角度			
	4. 颈部（14分） ① 屈肌群（4分）：患者坐位，治疗者一手置于患者胸椎上段后方并固定，一手置于患者前额，被动后伸颈部至最大角度 ② 伸肌群（4分）：患者坐位，治疗者一手置于患者胸骨固定，一手置于颈部被动前屈颈部至最大角度 ③ 侧屈肌群（6分）：患者坐位，治疗者一手置于患者一侧肩部固定，一手置于该侧颞部向对侧用力，被动侧屈颈部至最大角度			

续表

评价内容	自评	小组互评	教师评分
职业技能 5. 腰部（16分） ① 屈肌群（5分）：患者站立位，治疗者一手置于患者腰椎后方固定，一手置于患者胸骨前方推动，被动后伸腰椎至最大角度 ② 伸肌群（5分）：患者站立位，治疗者一手置于患者腰骶部固定，一手置于患者胸椎后方，被动前屈腰椎至最大角度 ③ 侧屈肌群（6分）：患者站立位，治疗者一手置于一侧髂腰部固定，一手置于另一侧肩部外侧被动侧屈腰椎至最大角度			
评价得分（100分）			

【改进建议】

实训1-6　牵引技术、平衡与协调训练

【实训名称】牵引技术、平衡与协调训练。

【实训学时】2学时。

【实训目的】

1. 知识目标：掌握牵引技术、平衡与协调训练的基本概念、种类和训练方法；熟悉牵引、平衡训练的原则和注意事项。

2. 能力目标：学会手法牵引技术，平衡、协调功能障碍的训练方法。

3. 思政目标：培养学生团队协作精神和集体荣誉感。

【实训内容】

手法牵引技术，多种体位下的平衡、协调训练方法。

1. 平衡训练：仰卧位平衡训练，坐位下三级平衡训练，立位三级平衡训练，使用平衡板、平行杠、平衡仪等器械进行平衡训练。

2. 协调训练：轮替动作训练，定位方向性动作训练，手眼协调训练，整体动作训练。

3. 牵引技术：颈椎徒手牵引，腰椎徒手牵引。

【实训准备】

1. 实训用品：PT床、方凳、平衡板、体操球、镜子、平行杠等。

2. 实训病例：王某，男，55岁，脑卒中后恢复期，坐位平衡功能障碍，无法独立维持稳定姿势。

3. 问题：如何对该患者进行平衡功能训练？

【实训步骤】

1. 教师讲授实训的目的与要求，示范不同体位下平衡、协调训练的操作步骤，颈椎、腰椎手法牵引的治疗过程，同时强调操作要点及注意事项。

2. 学生分组进行平衡、协调及牵引技术的训练，教师巡视指导。

3. 共同讨论操作过程中的问题，教师答疑解惑。

4. 学生按照实训内容完成实训报告和实训评价。

【实训注意事项】

1. 平衡训练注意事项

（1）掌握三级平衡的分级训练方法。

（2）治疗者在患侧保护患者安全。

（3）动态平衡训练向各个方向推患者时不得提前告知推动方向。

（4）训练时患者重心由低到高，支撑面由大到小，由静态到动态，逐渐增加训练难度。

2.协调训练注意事项

（1）需与平衡训练同时进行。

（2）严格遵守协调训练的临床应用，掌握禁忌证。

3.牵引技术训练注意事项

（1）掌握牵引关节的解剖结构和特点。

（2）脊柱牵引前需全面评估患者情况，符合牵引的适应证并排除禁忌证后方可进行。

（3）牵引过程中如患者出现头晕、心慌、胸闷、呼吸困难或四肢麻木等症状或不适，应马上停止牵引进行处理。

（4）牵引结束后缓慢减轻牵引重量。

【实训报告】

专业		班级	
姓名		学号	
实训内容			
实训目的			
实训用品			
实训步骤			
病例讨论结果			
实训体会			

【实训评价】

评价内容		自评	小组互评	教师评分
职业素养	仪容仪表（5分）			
	学习态度（5分）			
	自主探究（5分）			
	团队协作（5分）			
	医患沟通（5分）			
职业技能	1. 平衡训练（30分） ① 仰卧位（6分）：患者仰卧，上肢 Bobath 式握手上举，下肢屈髋、屈膝，足底置于床面，治疗者嘱患者抬起臀部做双桥运动 ② 坐位（12分） 一级平衡：患者端坐于床边，治疗者立于患者的患侧辅助其维持静态平衡，逐渐减少帮助，直至患者独立维持静态平衡一定时间 二级平衡：患者端坐于床边，治疗者立于患侧保护，嘱患者躯干向各方向运动，引导患者上肢伸展向各方向触摸 三级平衡：患者端坐于床边，治疗者立于患侧保护，从患者身后向不同方向推动患者，并嘱咐其保持平衡 ③ 立位（12分） 一级平衡：治疗者利用助行架、平行杆等辅助患者站立，随着患者平衡功能改善，逐渐减少辅助，过渡到独立保持立位静态平衡一定时间 二级平衡：患者站立位，治疗者立于患侧保护，嘱患者躯干向各方向运动，治疗者伸手引导患者上肢向各方向触摸，治疗者面向患者进行抛接球训练 三级平衡：患者站立，两足分开，治疗者立于患侧保护，从患者身后向不同方向推动患者，并嘱咐其保持平衡			
	2. 协调训练（30分） ① 轮替动作训练（10分）：双上肢交替上举、双侧肘交替屈伸、双侧前臂同时旋前/旋后、双侧前臂交替旋前/旋后等；仰卧位双下肢交替蹬车训练、坐位双下肢交替伸膝训练 ② 定位方向性动作训练（9分）：双上肢食指交替指鼻训练、单侧手拇指对指训练、双侧手对指训练 ③ 手眼协调训练（5分）：木钉板作业、手指捡豆子训练 ④ 整体动作训练（6分）：上肢交替摆动的原地踏步训练			
	3. 牵引技术（15分） ① 颈椎徒手牵引（7）：患者仰卧位，治疗者于床头站立，一手置于患者枕部，一手置于患者下颌，治疗者双手逐渐用力向患者头顶方向牵引颈椎，动作轻柔 ② 腰椎徒手牵引（8）：患者俯卧，肩外展90°，肘屈曲90°，肩外旋置于床面，治疗者立于床头双手握患者两侧腋下，另一治疗者立于床尾双手握患者两侧踝部，两治疗者同时缓慢用力向两端牵引			
评价得分（100分）				

【改进建议】

实训 1-7　上肢肌肉肌力与肌耐力训练

【实训名称】上肢肌肉肌力与肌耐力训练。

【实训学时】2 学时。

【实训目的】

1. 知识目标：掌握上肢肌肉肌力和肌耐力训练常用方法；熟悉影响肌力的主要因素，肌力训练的临床应用和注意事项。

2. 能力目标：学会上肢肌力和肌耐力训练的方法，能够使用各种常用肌力训练器械进行肌力训练。

3. 思政目标：培养学生良好的医德医风，树立正确的职业理念。

【实训内容】

上肢主要肌群的助力训练、主动训练及抗阻训练等肌力训练方法。

1. 肩部：前屈肌群、后伸肌群、内收肌群、外展肌群、内旋及外旋肌群，肌力≥3 级的肌力训练方法。

2. 肘部：屈肘肌群、伸肘肌群及前臂旋前/旋后肌群，肌力≥3 级的肌力训练方法。

3. 腕部：屈腕肌群、伸腕肌群、尺偏/桡偏肌群，肌力≥3 级的肌力训练方法。

【实训准备】

1. 实训用品：PT 床、PT 凳、沙袋、哑铃、弹力带、拉力器等。

2. 实训病例：王某，男，50 岁，右侧臂丛神经损伤导致右上肢肌肉瘫痪、肌力减退。

3. 问题：如何对该患者进行上肢肌力训练？

【实训步骤】

1. 教师讲授实训的目的与要求，示范上肢主要肌群肌力和肌耐力训练的操作步骤，同时强调操作要点及注意事项。

2. 学生分组进行上肢肌群肌力训练，教师巡视指导。

3. 共同讨论操作过程中的问题，教师答疑解惑。

4. 学生按照实训内容完成实训报告和实训评价。

【实训注意事项】

1. 掌握上肢主要肌肉解剖和功能，超量恢复原则。

2. 根据患者肌力分级，在合适的体位下选择相应的肌力训练方式。

3. 训练时避免肌肉产生疼痛加重损伤。

4. 等长抗阻训练时嘱患者调整呼吸，避免屏气或过度用力造成心血管意外。

5. 训练时固定肌肉附着近端避免代偿运动动作。

6. 严格遵守上肢肌力训练的临床应用，掌握禁忌证。

【实训报告】

专业		班级	
姓名		学号	
实训内容			
实训目的			
实训用品			
实训步骤			
病例讨论结果			
实训体会			

【实训评价】

评价内容		自评	小组互评	教师评分
职业素养	仪容仪表（5分）			
	学习态度（5分）			
	自主探究（5分）			
	团队协作（5分）			
	医患沟通（5分）			
职业技能	1. 肩部（33分） ①前屈肌群（6分）：患者仰卧，伸肘，治疗者立于患者患侧，一手置于患者肱骨近端前部，一手握住患者前臂远端，嘱咐患者用力前屈肩关节，同时治疗者双手向反方向施加阻力 ②后伸肌群（6分）：患者俯卧，治疗者于患侧一手固定患者肩胛骨，一手置于患者肱骨远端后部，嘱咐患者用力后伸肩关节，同时治疗者手向反方向施加阻力 ③内收肌群（6分）：患者仰卧，肩外展90°，治疗者立于患侧，一手握住患者肱骨远端内侧，一手握住患者前臂远端，嘱咐患者用力内收肩关节，同时治疗者手向反方向施加阻力 ④外展肌群（6分）：患者仰卧，上肢伸直贴近躯干，治疗者一手握住患者肱骨远端外侧，一手握住患者前臂远端外侧，嘱咐患者外展肩关节，同时治疗者手向反方向施加阻力 ⑤内旋/外旋肌群（9分）：患者俯卧，肩外展90°，屈肘90°，前臂垂于床边，治疗者一手固定患者肱骨远端后部，一手握住患者前臂远端，嘱咐患者内旋/外旋肩关节，同时治疗者手向反方向施加阻力			
	2. 肘部（20分） ①屈肘肌群（6分）：患者仰卧，肩稍外展，肘伸直，治疗者一手固定住患者肱骨远端，一手握住患者前臂远端，嘱咐患者用力屈肘，同时治疗者手向反方向施加阻力 ②伸肘肌群（6分）：患者俯卧，肩外展90°，屈肘，前臂置于床外，治疗者一手固定住患者肱骨远端后部，一手握住患者前臂远端，嘱咐患者用力伸肘，同时治疗者手向反方向施加阻力 ③前臂旋前/旋后肌群（8分）：患者仰卧，上肢伸直，前臂置于中立位，治疗者一手固定住患者肱骨远端，一手握住患者掌部，嘱咐患者前臂用力旋前/旋后，同时治疗者手向反方向施加阻力			
	3. 腕部（22分） ①屈腕肌群（6分）：患者坐位，前臂旋后置于桌面，治疗者一手固定住患者前臂远端，一手置于患者掌心，嘱咐患者用力屈腕，同时治疗者手向反方向施加阻力 ②伸腕肌群（6分）：患者坐位，前臂旋前置于桌面，治疗者一手固定住患者前臂远端，一手置于患者掌背，嘱咐患者用力伸腕，同时治疗者手向反方向施加阻力			

续表

	评价内容	自评	小组互评	教师评分
职业技能	③ 尺偏肌群（5分）：患者坐位，前臂旋前置于桌面，治疗者一手固定住患者前臂远端，一手置于患者第 5 掌骨尺侧，嘱咐患者用力尺偏，同时治疗者手向反方向施加阻力 ④ 桡偏肌群（5分）：患者坐位，前臂旋前置于桌面，治疗者一手固定前臂远端，一手置于患者第 1 掌骨桡侧，嘱咐患者用力桡偏，同时治疗者向反方向施加阻力			
	评价得分（100分）			

【改进建议】

实训 1-8　下肢肌肉、躯干肌肉肌力与肌耐力训练

【实训名称】下肢肌肉、躯干肌肉肌力与肌耐力训练。

【实训学时】2学时。

【实训目的】

1. 知识目标：掌握下肢肌肉、躯干肌肉肌力与肌耐力训练常用方法；熟悉影响肌力的主要因素，肌力训练的临床应用和注意事项。

2. 能力目标：学会下肢肌肉、躯干肌肉肌力与肌耐力训练方法，学会使用各种常用肌力训练器械进行肌力训练。

3. 思政目标：培养学生良好的人文关怀和爱岗敬业精神。

【实训内容】

下肢、躯干主要肌群的助力训练、主动训练及抗阻训练等肌力训练方法。

1. 髋部：屈髋肌群、伸髋肌群、内收肌群、外展肌群、内旋及外旋肌群，肌力≥3级的肌力训练方法。

2. 膝部：屈膝肌群、伸膝肌群，肌力≥3级的肌力训练方法。

3. 踝部：跖屈肌群、背伸肌群、足内翻及外翻肌群，肌力≥3级的肌力训练方法。

4. 躯干：前屈肌群、后伸肌群、侧屈肌群、旋转肌群，肌力≥3级的肌力训练方法。

【实训准备】

1. 实训用品：PT床、PT凳、沙袋、弹力带、股四头肌训练器、悬吊床等。

2. 实训病例：赵某，女，35岁，外伤致腰椎压缩性骨折，术后卧床1个月，下肢及躯干肌肌力明显下降。

3. 问题：如何对该患者进行肌力训练？

【实训步骤】

1. 教师讲授实训的目的与要求，示范下肢及躯干主要肌群肌力训练的操作步骤，同时强调操作要点及注意事项。

2. 学生分组进行下肢肌肉肌力训练，教师巡视指导。

3. 共同讨论操作过程中的问题，教师答疑解惑。

4. 学生按照实训内容完成实训报告和实训评价。

【实训注意事项】

1. 掌握下肢及躯干主要肌肉解剖和功能，超量恢复原则。

2. 根据患者肌力分级，在合适的体位下选择相应的肌力训练方式。

3. 训练时避免肌肉产生疼痛加重损伤。

4. 等长抗阻训练时嘱患者调整呼吸，避免屏气或过度用力造成心血管意外。

5. 训练时固定肌肉附着近端避免代偿运动动作。

6. 严格遵守下肢及躯干肌力训练的临床应用，掌握禁忌证。

【实训报告】

专业		班级	
姓名		学号	
实训内容			
实训目的			
实训用品			
实训步骤			
病例讨论结果			
实训体会			

【实训评价】

评价内容		自评	小组互评	教师评分
职业素养	仪容仪表（5分）			
	学习态度（5分）			
	自主探究（5分）			
	团队协作（5分）			
	医患沟通（5分）			
职业技能	1. 髋部（30分） ① 屈髋肌群（6分）：患者仰卧，治疗者一手托住患者患侧踝关节后部，一手置于患者股骨远端前部，嘱咐患者用力屈髋屈膝，同时治疗者手向反方向施加阻力 ② 伸髋肌群（6分）：患者俯卧，治疗者一手固定患者患侧骨盆，一手置于患者股骨远端后部，嘱咐患者用力伸髋，同时治疗者手向反方向施加阻力 ③ 内收肌群（6分）：患者仰卧，患侧下肢稍外展，治疗者一手固定患者患侧髂前上棘，一手置于患者股骨远端内侧，嘱咐患者用力内收髋关节，同时治疗者手向反方向施加阻力 ④ 外展肌群（6分）：患者仰卧，治疗者一手固定患者患侧髂前上棘，一手置于患者股骨远端外侧，嘱咐患者用力外展髋关节，同时治疗者手向反方向施加阻力 ⑤ 内旋/外旋肌群（6分）：患者仰卧，患侧稍外展，治疗者一手握住患者患侧股骨远端，一手握住患者小腿远端，嘱咐患者用力内旋/外旋，同时治疗者手向反方向施加阻力			
	2. 膝部（10分） ① 屈膝肌群（5分）：患者俯卧，治疗者一手固定患者患侧骨盆，一手置于患者小腿远端，嘱咐患者用力屈膝，同时治疗者手向反方向施加阻力 ② 伸膝肌群（5分）：患者坐位，小腿垂于床边，治疗者一手固定患者股骨远端，一手置于患者小腿远端前部，嘱咐患者用力伸膝，同时治疗者手向反方向施加阻力			
	3. 踝部（15分） ① 背伸肌群（5分）：患者仰卧，患侧踝关节稍跖屈，治疗者一手固定患者患侧小腿远端，一手置于患者足背，嘱咐患者用力背伸，同时治疗者手向反方向施加阻力 ② 跖屈肌群（5分）：患者仰卧，患侧踝关节稍背伸，治疗者一手固定患者患侧小腿远端，一手置于患者足底，嘱咐患者用力跖屈，同时治疗者手向反方向施加阻力 ③ 内翻/外翻肌群（5分）：患者坐位，小腿垂于床边，治疗者一手固定患者患侧小腿远端，一手握住患者足底两侧，嘱咐患者用力内翻/外翻，同时治疗者手向反方向施加阻力			

续表

评价内容		自评	小组互评	教师评分
职业技能	4. 躯干（20分） ① 前屈肌群（5分）：患者仰卧，Bobath式握手上举，治疗者一手固定患者骨盆，一手置于患者胸骨前方，嘱咐患者抬起上部躯干抬离床面，同时治疗者手向反方向施加阻力 ② 后伸肌群（5分）：患者俯卧，颈部与胸部置于床外，双上肢置于体侧，治疗者一手固定患者骨盆，一手置于患者胸背部，嘱咐患者用力后伸抬起躯干，同时治疗者手向反方向施加阻力 ③ 侧屈肌群（5分）：患者侧卧，双上肢交叉抱于胸前，治疗者一手固定患者上方骨盆，一手置于患者上方肩部外侧，嘱咐患者用力侧屈抬起躯干，同时治疗者向反方向用手施加阻力 ④ 旋转肌群（5分）：患者仰卧，双上肢交叉抱于胸前，治疗者一手固定患者一侧骨盆，嘱咐患者用力抬起躯干并向另一侧旋转，同时治疗者手向反方向施加阻力			
评价得分（100分）				

【改进建议】

● 实训 1-9 步行功能训练

【**实训名称**】步行功能训练。

【**实训学时**】2 学时。

【**实训目的**】

1. 知识目标：掌握正常步态与常见异常步态的特点，步行训练的常用方法、适应证和注意事项；熟悉步行周期的相关参数，步行中肌肉与关节的活动情况。

2. 能力目标：学会步行功能训练的训练方法。

3. 思政目标：培养学生团队协作精神和集体荣誉感。

【**实训内容**】

1. 步行前训练：体位适应性训练、核心控制训练等。

2. 步态分解训练：单腿支撑、上下台阶训练、侧方迈步、原地迈步等。

3. 持杖步行训练：腋杖两点步、三点步、四点步、摆至步、摆过步训练，手杖两点步、三点步训练等。

4. 独立步行训练。

【**实训准备**】

1. 实训用品：PT 床、站立床、站立架、平行杠、阶梯、减重步行系统、手杖、肘杖、腋杖、助行架等。

2. 实训病例：张某，男，30 岁，车祸致脑外伤，恢复期步态不稳，无法正常进行步行活动。

3. 问题：如何对该患者进行步行功能训练？

【**实训步骤**】

1. 教师讲授实训的目的与要求，示范步行训练的操作步骤，同时强调操作要点及注意事项。

2. 学生分组进行步行训练，教师巡视指导。

3. 共同讨论操作过程中的问题，教师答疑解惑。

4. 学生按照实训内容完成实训报告和实训评价。

【**实训注意事项**】

1. 患者衣着宽松便于步行，鞋底防滑，鞋带需系紧，步行训练场地开阔、无障碍。

2. 治疗者始终在患者患侧保护患者。

3. 训练由易到难、由简单到复杂，循序渐进。

4. 选择尺寸合适的步行辅助器具帮助患者步行，教会患者正确的使用方法，如使用腋杖时利用把手负重，避免臂丛神经受压损伤。

【 实训报告 】

专业		班级	
姓名		学号	
实训内容			
实训目的			
实训用品			
实训步骤			
病例讨论结果			
实训体会			

【实训评价】

	评价内容	自评	小组 互评	教师 评分
职业素养	仪容仪表（5分）			
	学习态度（5分）			
	自主探究（5分）			
	团队协作（5分）			
	医患沟通（5分）			
职业技能	1. 腋杖（55分） ① 两点步（11分）：患者一侧腋杖与对侧足同时迈出着地，然后对侧腋杖与该侧足同时迈出 ② 三点步（11分）：患者双侧腋杖同时伸出着地，再迈出患足，最后迈出健足 ③ 四点步（11分）：患者左侧腋杖伸出，接着右足迈出，然后右侧腋杖伸出，最后左足迈出 ④ 摆至步（11分）：患者双侧腋杖同时前伸，躯干前倾，双手紧握腋杖固定，双上肢用力支撑，下肢向前摆动，双足至腋杖稍后方着地 ⑤ 摆过步（11分）：患者双侧腋杖同时前伸，躯干前倾，双手紧握腋杖固定，双上肢用力支撑，下肢向前摆动，双足至腋杖前方着地			
	2. 手杖（20分） ① 两点步（10分）：患者用健侧手持杖，手杖与患足同时前伸着地，重心转移至手杖与患足，接着健足迈出着地 ② 三点步（10分）：患者用健侧手持杖，手杖前伸着地，再迈出患足着地，最后迈出健足			
评价得分（100分）				

【改进建议】

⊙ 实训 1-10 体位转移训练

【实训名称】体位转移训练。

【实训学时】2 学时。

【实训目的】

1. 知识目标：掌握体位转移的方法；熟悉体位转移的注意事项、操作原则。

2. 能力目标：学会体位转移技术。

3. 思政目标：培养学生良好的医德医风，树立正确的职业理念。

【实训内容】

偏瘫、截瘫患者主动、被动的床上转移和床椅转移方法。

1. 偏瘫患者的转移

（1）偏瘫患者床上主动、辅助转移。

（2）偏瘫患者主动、辅助站坐训练。

（3）偏瘫患者从轮椅向床和从床向轮椅的主动、辅助转移。

2. 截瘫患者的转移

（1）不同损伤节段患者的床上转移。

（2）脊髓损伤患者从轮椅向床和从床向轮椅的主动、辅助转移。

（3）脊髓损伤患者的站起和坐下。

【实训准备】

1. 实训用品：PT 床、PT 凳、轮椅、吊环等。

2. 实训病例：李某，男，55 岁，车祸导致脊髓完全性损伤，损伤平面为 T_5。

3. 问题：如何对该患者进行体位转移训练？

【实训步骤】

1. 教师讲授实训的目的与要求，示范偏瘫、截瘫患者体位转移的操作步骤，同时强调操作要点及注意事项。

2. 学生分组进行体位转移训练，教师巡视指导。

3. 共同讨论操作过程中的问题，教师答疑解惑。

4. 学生按照实训内容完成实训报告和实训评价。

【实训注意事项】

1. 选择最安全、简单的转移方法，转移过程中全程保护患者。

2. 转移时不同平面高度尽量一致，相互靠近，支撑面稳定。

3. 明确患者的功能状况，无法独立转移的患者转移过程中给予适当帮助。

4. 转移时给予患者简单，清晰的口令指导患者进行转移。

5. 偏瘫患者转移时保护好患侧上肢，防止牵拉导致脱位或软组织损伤。

【实训报告】

专业		班级	
姓名		学号	
实训内容			
实训目的			
实训用品			
实训步骤			
病例讨论结果			
实训体会			

【实训评价】

评价内容		自评	小组互评	教师评分
职业素养	仪容仪表（5分）			
	学习态度（5分）			
	自主探究（5分）			
	团队协作（5分）			
	医患沟通（5分）			
职业技能	1. 偏瘫患者床上转移（25分） ①向患侧翻身（13分）：患者仰卧，治疗者指导患者上肢 Bobath 握手上举，健腿屈髋屈膝置于床面，上肢向两侧摆动，幅度逐渐增大，利用惯性带动头和躯干转向患侧，同时健腿用力蹬床带动骨盆翻向患侧。如患者无法独立完成，治疗者可辅助推动患者的骨盆和躯干进行转动 ②向健侧翻身（12分）：患者仰卧，治疗者指导患者上肢 Bobath 握手上举，健腿伸入患腿下方，上肢向两侧摆动，幅度逐渐增大，利用惯性带动头和躯干转向健侧，同时健腿勾住患腿翻向健侧。如患者无法独立完成，治疗者可辅助推动患者骨盆和躯干进行转动			
	2. 偏瘫患者辅助坐站训练（20分） ①从坐到站（10分）：患者坐位，上肢 Bobath 握手前伸，双足稍分开同肩宽，治疗者立于患侧，一手扶患者后背，一手托患者上肢，嘱咐患者躯干前倾，目视前方，双肩超过双膝时臀部抬离床面，在治疗者辅助下下肢伸直站立 ②从站到坐（10分）：患者背对床面站立，上肢 Bobath 握手，双足稍分开同肩宽，治疗者立于患侧，一手扶患者后背，一手托患者上肢，嘱咐患者躯干前倾，屈髋屈膝，臀部后移逐渐接近床面坐下			
	3. 偏瘫患者床和轮椅的辅助转移（30分） ①床到轮椅（15分）：患者床边坐位，治疗者推轮椅从健侧靠近，轮椅与床成30°～45°角，治疗者刹手闸，移开脚踏板，治疗者面向患者，双膝夹住患者患膝，双手紧握患者后腰带两侧，患者双上肢置于治疗者肩部。治疗者嘱患者躯干前倾站起，同时上提患者腰带，站起后以健足为支点臀部转向轮椅，缓慢坐下 ②轮椅到床（15分）：治疗者推轮椅靠近床边，使患者健侧靠床，轮椅与床成30°～45°角，治疗者刹手闸，移开脚踏板，面向患者，双膝夹住患膝，双手紧握患者后腰带两侧，患者健手撑床，患手置于治疗者肩部，治疗者嘱患者躯干前倾站起，同时上提患者腰带，站起后以健足为支点臀部转向床，缓慢坐下			
评价得分（100分）				

【改进建议】

● 实训 1-11 心肺功能训练

【实训名称】心肺功能训练。

【实训学时】2 学时。

【实训目的】

1. 知识目标：掌握呼吸训练的具体方法、适应证和注意事项；熟悉呼吸系统的解剖结构及生理学知识，肺功能评估方法。

2. 能力目标：学会呼吸训练的方法。

3. 思政目标：培养学生良好的人文关怀和爱岗敬业精神。

【实训内容】

1. 深呼吸技术：腹式呼吸、缩唇呼吸等。

2. 气道廓清技术：自主呼吸循环技术、咳嗽训练、体位引流技术、徒手叩击、振动及摇动技术等。

3. 呼吸肌训练技术：吸气肌训练及呼气肌训练技术等。

【实训准备】

1. 实训用品：PT 床、治疗桌、治疗凳、血压计、心率测试仪、血氧分析仪、沙袋、毛巾或布袋、气球等。

2. 实训病例：王某，男，70 岁，体弱长期卧床，咳嗽无力，肺部有感染。

3. 问题：如何对该患者进行呼吸训练？

【实训步骤】

1. 教师讲授实训的目的与要求，示范呼吸训练的操作步骤，同时强调操作要点及注意事项。

2. 学生分组进行呼吸功能训练，教师巡视指导。

3. 共同讨论操作过程中的问题，教师答疑解惑。

4. 学生按照实训内容完成实训报告和实训评价。

【实训注意事项】

1. 训练前患者必须做全面的医学检查，掌握患者心肺功能的情况。

2. 训练时治疗者全程参与，监控患者状况，避免意外。

3. 深呼吸训练次数不宜过多，一般 3～4 次，避免过度通气。

4. 体位引流技术不得在饭后马上进行。

5. 严格遵守心肺功能训练的临床应用，掌握禁忌证。

【实训报告】

专业		班级	
姓名		学号	
实训内容			
实训目的			
实训用品			
实训步骤			
病例讨论结果			
实训体会			

【实训评价】

	评价内容	自评	小组互评	教师评分
职业素养	仪容仪表（5分）			
	学习态度（5分）			
	自主探究（5分）			
	团队协作（5分）			
	医患沟通（5分）			
职业技能	深呼吸技术（29分） ① 腹式呼吸（15分）：患者半卧位，身体放松，治疗者手轻柔接触患者腹部，嘱咐患者缓慢深吸气使腹部膨隆，避免胸廓扩张，再缓慢呼气 ② 缩唇呼吸（14分）：患者坐位，身体放松，治疗者手置于患者腹部避免腹肌收缩，嘱患者缓慢吸气，呼气时口唇缩拢似口哨状，持续慢慢呼气			
	气道廓清技术（30分） ① 自主呼吸循环技术（15分）：患者放松体位，嘱咐患者放松并利用膈肌呼吸模式自然呼吸，呼吸平稳后使患者深吸气扩张胸廓、屏气5秒左右后呼出，连续4次。接着做2次哈气，再进行1次持续强哈气。循环以上过程 ② 诱发咳嗽训练（15分）：患者仰卧，身体放松，治疗者两手置于患者上腹部，五指叠加交叉，嘱咐患者深吸气，治疗者在吸气末双手用力向腹部内上方压迫，诱发患者咳嗽			
	呼吸肌训练（16分） ① 吸气肌（10分）：患者仰卧，身体放松，治疗者双手分开置于患者上腹部，嘱咐患者用力吸气使腹部膨隆，同时治疗者双手逐渐向下施加阻力 ② 呼气肌（6分）：通过训练患者吹气球、吹纸条等加强呼气肌			
评价得分（100分）				

【改进建议】

● 实训 1-12　Bobath 技术（1）

【实训名称】Bobath 技术（1）。

【实训学时】2 学时。

【实训目的】

1. 知识目标：掌握 Bobath 技术的理论基础、基本技术及临床应用；熟悉 Bobath 技术的发展历史。

2. 能力目标：学会使用 Bobath 技术对偏瘫及脑瘫患者进行康复治疗。

3. 思政目标：培养学生团队协作精神和集体荣誉感。

【实训内容】

Bobath 技术：关键点控制训练，如近端头部、肩胛带、脊柱及骨盆的调节控制。

【实训准备】

1. 实训用品：PT 床、PT 凳、枕头、水杯、OT 桌、铅笔等。

2. 实训病例：张某，男，60 岁，脑卒中致右侧肢体偏瘫，上、下肢及躯干肌张力均升高。

3. 问题：如何使用 Bobath 技术对该患者进行治疗？

【实训步骤】

1. 教师讲授实训的目的与要求，示范 Bobath 技术治疗偏瘫患者的操作步骤，同时强调操作要点及注意事项。

2. 学生分组进行 Bobath 技术的训练，教师巡视指导。

3. 共同讨论操作过程中的问题，教师答疑解惑。

4. 学生按照实训内容完成实训报告和实训评价。

【实训注意事项】

1. 掌握人体的关键点和调节方式。

2. 治疗时控制不必要的运动，避免病理性原始反射。

3. 利用正确姿势调整痉挛状态。

4. 训练时按照人体发育规律进行治疗，由近端到远端，由粗大到精细。

【实训报告】

专业		班级	
姓名		学号	
实训内容			
实训目的			
实训用品			
实训步骤			
病例讨论结果			
实训体会			

【实训评价】

评价内容		自评	小组互评	教师评分
职业素养	仪容仪表（5分）			
	学习态度（5分）			
	自主探究（5分）			
	团队协作（5分）			
	医患沟通（5分）			
职业技能	①头部前屈（9分）：患者仰卧位，身体放松，治疗者双手置于患者两颞侧，控制患者头颈部前屈，促进全身屈曲模式 ②头部后伸（9分）：患者俯卧位，身体放松，治疗者双手置于患者两颞侧，控制患者头颈部后伸，促进全身伸展模式 ③头部旋转（9分）：患者仰卧位，全身放松，治疗者双手置于患者两颞侧，控制患者头部旋转，破坏全身屈曲、伸展模式			
	④肩胛带前伸（8分）：患者坐位，全身放松，治疗者面向患者，双手握住患者双上肢引导上肢向前方伸出，带动患者肩胛带前伸，促进全身屈曲模式 ⑤肩胛带后缩（8分）：患者俯卧，全身放松，治疗者双手握患者两肩部外侧，拉动两侧肩关节向后旋转，带动患者肩胛骨后缩，促进全身伸展模式			
	⑥脊柱前屈（8分）：患者仰卧，屈髋屈膝，治疗者面向患者，双手握住患者双上肢拉动患者躯干抬起，脊柱前屈，促进全身屈曲模式 ⑦脊柱后伸（8分）：患者俯卧，治疗者一手置于患者骶尾部固定骨盆，一手置于患者胸骨前方抬起患者躯干，使肩、胸部抬离床面，脊柱后伸，促进全身伸展模式			
	⑧骨盆前倾（8分）：患者坐位，躯干伸直，治疗者于患者身后，两手分别握住患者两侧髂前上棘和髂嵴，控制患者骨盆发生前倾，促进上身伸展模式、下肢屈曲模式 ⑨骨盆后倾（8分）：患者坐位，躯干伸直，治疗者于患者身后，两手分别握住患者两侧髂前上棘和髂嵴，控制患者骨盆发生后倾，促进上身屈曲模式、下肢伸直模式			
评价得分（100分）				

【改进建议】

实训 1-13　Bobath 技术（2）

【实训名称】Bobath 技术（2）。

【实训学时】2 学时。

【实训目的】

1. 知识目标：掌握 Bobath 技术的理论基础、基本技术及临床应用；熟悉 Bobath 技术的发展历史。

2. 能力目标：学会使用 Bobath 技术对偏瘫及脑瘫患儿进行康复治疗。

3. 思政目标：培养良好的医德医风，树立正确的职业理念。

【实训内容】

Bobath 技术：反射性抑制手法、易化手法、刺激本体感受器等。

1. 促通技术。

2. 本体感受器刺激：压迫手法、放置和保持反应、叩击手法等。

【实训准备】

1. 实训用品：PT 床、PT 凳、Bobath 球、滚筒、楔形垫等。

2. 实训病例：王某，男，2 岁，分娩时间过长导致脑部缺氧，不会翻身、坐起，无法说出简单字、词，诊断为脑瘫。

3. 问题：如何使用 Bobath 对该患者进行治疗?

【实训步骤】

1. 教师讲授实训的目的与要求，示范 Bobath 技术治疗脑瘫患儿的操作步骤，同时强调操作要点及注意事项。

2. 学生分组进行 Bobath 技术的训练，教师巡视指导。

3. 共同讨论操作过程中的问题，教师答疑解惑。

4. 学生按照实训内容完成实训报告和实训评价。

【实训注意事项】

1. 治疗时控制不必要的运动，避免病理性原始反射。

2. 利用正确姿势调整痉挛状态。

3. 训练时按照人体发育规律进行治疗，由近端到远端，由粗大到精细。

4. 对患儿进行治疗时，取得家长配合，共同参与治疗。

【实训报告】

专业		班级	
姓名		学号	
实训内容			
实训目的			
实训用品			
实训步骤			
病例讨论结果			
实训体会			

【实训评价】

评价内容		自评	小组互评	教师评分
职业素养	仪容仪表（5分）			
	学习态度（5分）			
	自主探究（5分）			
	团队协作（5分）			
	医患沟通（5分）			
职业技能	促通技术（45分） ① 抬头（12分）：患儿俯卧，双肘支撑于胸前，治疗者拿铃铛在患儿头部侧上方摇动吸引患儿抬头；或将患儿置于仰卧位，治疗者双手握患儿双上肢，拉动患儿躯干前屈台离床面，促进患儿颈立直抬头 ② 翻身（12分）：患儿仰卧，治疗者将患儿头部转向翻身侧，一手控制患儿肩部，一手控制患儿骨盆，由上至下依次带动患儿躯干旋转完成翻身 ③ 俯卧到四点爬位（11分）：患儿俯卧，将其肘部屈曲置于胸前床面支撑，逐渐过渡到双上肢伸直支撑躯干抬离床面，治疗者双手置于患儿骨盆两侧上抬骨盆，促使患儿双下肢屈髋屈膝支撑床面形成四点爬位 ④ 平衡反应（10分）：患儿坐在 Bobath 球上，治疗者双手握患儿骨盆带动球向不同方向运动，促进患儿平衡反应发育；或使用滚筒，使患儿跨坐于滚筒上，治疗者向左右摇动滚筒			
	本体感受器刺激（30分） ① 压迫手法（10分）：患儿俯卧，治疗者辅助其双上肢伸直支撑位，利用上身重力压迫患者上肢肌肉，增强收缩；或取四点爬位，引导患儿重心向侧方移位，增强上下肢肌肉收缩 ② 放置和保持反应（10分）：患儿仰卧，治疗者将患儿患侧上肢被动上举，逐渐减小辅助，突然松手，诱导患儿上肢保持悬空姿势 ③ 叩击手法（10分） 抑制性叩击：肱二头肌痉挛的患儿，治疗者一手固定患肘，一手叩击前臂收缩处，激活肱三头肌 扫刷样叩击：上肢屈曲的患儿，治疗者双手从屈曲上肢两侧由近到远快速擦刷样刺激皮肤，诱发肱三头肌收缩伸肘			
评价得分（100分）				

【改进建议】

◉ 实训 1-14　Brunnstrom 技术（1）

【实训名称】Brunnstrom 技术（上肢和手指）。

【实训学时】2 学时。

【实训目的】

1. 知识目标：掌握 Brunnstrom 偏瘫恢复六阶段理论；熟悉偏瘫患者的异常运动模式；了解 Brunnstrom 的发展简史。

2. 能力目标：学会运用 Brunnstrom 分期评定对偏瘫患者进行阶段评估与 Brunnstrom 理论对偏瘫患者进行功能训练。

3. 思政目标：培养学生以患者为中心的人文关怀意识。

【实训内容】

1. 掌握针对上肢和手指的 Brunnstrom 分期评估标准。

Ⅰ期：上肢弛缓，无任何运动；手指弛缓，无任何运动。

Ⅱ期：上肢开始出现痉挛及共同运动模式；手部仅有细微的手指屈曲。

Ⅲ期：上肢屈肌异常运动模式达到高峰；手指可做勾状抓握，但不能伸指。

Ⅳ期：肩 0°，肘屈曲 90° 时，前臂旋前、旋后；肘伸直时，肩前屈 90°；手背可触及腰后部。手部能侧方抓握及松开拇指，手指可随意做小范围伸展。

Ⅴ期：上肢出现分离运动，即肘伸直，肩外展 90°；肘伸直，肩屈曲 30°～90°，前臂旋前、旋后。手部能握住圆柱状或球状物体，手指可一起伸开，但不能做单个手指的伸开。

Ⅵ期：上肢运动协调正常或接近正常；手部能进行各种抓握动作，但速度和准确性稍差。

2. 应用 Brunnstrom 技术对偏瘫患者的手指和上肢功能进行评估与锻炼。

（1）Brunnstrom Ⅰ～Ⅱ期上肢与手指的治疗目的与方法。

（2）Brunnstrom Ⅲ期上肢与手指的治疗目的与方法。

（3）Brunnstrom Ⅳ期上肢与手指的治疗目的与方法。

（4）Brunnstrom Ⅴ期上肢与手指的治疗目的与方法。

（5）Brunnstrom Ⅵ期上肢与手指的治疗目的与方法。

【实训准备】

1. 实训用品：PT 床、PT 凳、肩梯、滑轮、肋木、体操棒、滚筒、毛巾、肩关节练习器、肘关节练习器、悬吊床、绳索、台阶、踝关节练习器等。

2. 实训病例：王某，男，38 岁，突发脑梗，左侧肢体瘫痪 2 天，左侧上下肢肌力 1 级，手指能轻微屈曲。

3. 问题：如何使用 Brunnstrom 技术对该患者的上肢与手指进行评估与训练？

【实训步骤】

1. 掌握 Brunnstrom 分期量表，并对患者进行评估。

2. 教师讲授实训的目的与要求，示范上肢和手指 Brunnstrom 技术操作步骤，同时强调操作要点及注意事项。

3. 学生分组进行上肢 Brunnstrom 技术的训练，教师巡视指导。

4. 共同讨论操作过程中的问题，教师答疑解惑。

5. 学生按照实训内容完成实训报告和实训评价。

【实训注意事项】

1. 熟悉 Brunnstrom 分期及评估，对患者进行正确评估。

2. 进行功能训练过程中随时询问患者的感受，切忌暴力操作。

3. 循序渐进，以防患者出现倦怠心理。

4. 严格遵守 Brunnstrom 技术的临床要求，掌握禁忌证。

【实训报告】

专业		班级	
姓名		学号	
实训内容			
实训目的			
实训用品			
实训步骤			
病例讨论结果			
实训体会			

【实训评价】

	评价内容	自评	小组互评	教师评分
职业素养	仪容仪表（5分）			
	学习态度（5分）			
	自主探究（5分）			
	团队协作（5分）			
	医患沟通（5分）			
职业技能	Ⅰ～Ⅱ期（15分） 1. 治疗目的：通过健侧肢体的抗阻运动，诱导出患侧肢体的联合反应或共同运动 2. 方法 ① 对健肢远端施加阻力，进行各个方向的活动，诱发患侧肢体运动（5分） ② 对患肢近端牵拉引起屈曲反应，牵拉前臂肌群引起伸肌的共同运动（5分） ③ 可利用本体神经刺激诱发患肢的运动（5分）			
	Ⅲ期（15分） 1. 治疗目的：训练对屈伸共同运动的控制，并将屈伸共同运动与日常生活的功能活动结合起来 2. 方法 （1）肩和肘（10分） ① 训练控制屈伸共同运动：利用刺激健侧上肢的内收，并在健侧臂近端内侧加阻力以诱发患侧胸大肌收缩 ② 促进伸肘反应：利用紧张性迷路反射，在仰卧位促伸肌群的收缩。治疗者与患者面对面双手交叉相握做划船动作，通过联合反应促进伸肘等 ③ 共同运动与日常生活活动相结合：屈伸交替的共同运动，如擦桌子、熨衣服、刮土豆皮、捡拾东西、进食、穿衣、洗脸、刷牙、梳头、清洗健侧肢体等 （2）手（5分） 治疗者让患者上抬臂时叩击伸腕肌，或在保持臂外展的位置对手掌近端施加阻力，也可轻拍伸腕肌的同时让患者做伸腕动作。如患者能维持握拳状态时，治疗者轻叩伸腕肌使握拳与伸腕同步，或握拳、伸腕时同时伸肘，屈腕时伸肘			
	Ⅳ期（15分） 1. 治疗目的：促进上肢共同运动的随意运动成分 2. 方法 （1）肩和肘（10分） ① 训练患者手放到腰后部 ② 通过拍打刺激三角肌并让患者前屈肩来训练肩的前屈 ③ 锻炼在屈肘90°的情况下做前臂的旋前和旋后 （2）手（5分） 用共同运动锻炼其功能活动，包括伸、屈、抓握及放松			

	评价内容	自评	小组互评	教师评分
职业技能	V期（15分） 1. 治疗目的：脱离共同运动，强化分离运动，增强手的功能 2. 方法 ① 肩部功能锻炼（5分） ② 加强肘及前臂的锻炼：训练前臂的旋前和旋后运动，肩前屈时的旋前和旋后运动（5分） ③ 强化手的随意运动：当手能随意张开，能完成拇指和各指的对指时，可开始手的抓握锻炼（5分）			
	VI期（15分） 1. 治疗目的：恢复肢体的独立运动 2. 方法：在这一阶段可以按正常的运动模式进行各种日常生活活动练习，加强上肢的协调性、灵活性及耐力的训练，并可运用多种器具训练手的精细活动			
评价得分（100分）				

【改进建议】

实训1-15　Brunnstrom 技术（2）

【实训名称】Brunnstrom 技术（下肢）。

【实训学时】2 学时。

【实训目的】

1. 知识目标：掌握 Brunnstrom 偏瘫恢复六阶段理论；熟悉偏瘫患者的异常运动模式；了解 Brunnstrom 的发展简史。

2. 能力目标：学会运用 Brunnstrom 分期评定对偏瘫患者进行阶段评估与采用 Brunnstrom 理论对偏瘫患者进行功能训练。

3. 思政目标：培养学生以患者为中心的人文关怀意识。

【实训内容】

1. 掌握针对下肢的 Brunnstrom 分期评估标准。

Ⅰ期：下肢弛缓，无任何运动。

Ⅱ期：下肢出现极少的随意运动。

Ⅲ期：下肢伸肌异常运动模式达到高峰。

Ⅳ期：坐位时可屈膝 90° 以上，使脚向后滑动；坐位时膝关节伸展；仰卧位髋关节伸展。

Ⅴ期：坐位膝关节伸展，踝关节背伸；坐位，髋关节内旋；立位，踝关节背屈。

Ⅵ期：下肢运动速度和协调性接近正常。

2. 应用 Brunnstrom 技术对偏瘫患者的下肢功能进行评估与锻炼。

（1）Brunnstrom Ⅰ～Ⅱ期下肢的治疗目的与方法。

（2）Brunnstrom Ⅲ期下肢的治疗目的与方法。

（3）Brunnstrom Ⅳ期下肢的治疗目的与方法。

（4）Brunnstrom Ⅴ期下肢的治疗目的与方法。

（5）Brunnstrom Ⅵ期下肢的治疗目的与方法。

【实训准备】

1. 实训用品：PT 床、PT 凳、肩梯、滑轮、肋木、体操棒、滚筒、毛巾、肩关节练习器、肘关节练习器、悬吊床、绳索、台阶、踝关节练习器等。

2. 实训病例：张某，男，38 岁，突发脑梗，左侧肢体瘫痪 2 天，不能独立站立，坐位平衡 1 级。

3. 问题：如何使用 Brunnstrom 技术对该患者的下肢进行评估与训练？

【实训步骤】

1. 掌握 Brunnstrom 分期量表，并对患者进行评估。

2. 教师讲授实训的目的与要求，示范下肢 Brunnstrom 技术操作步骤，同时强调操作要点及注意事项。

3. 学生分组进行下肢 Brunnstrom 技术的训练，教师巡视指导。

4. 共同讨论操作过程中的问题，教师答疑解惑。

5. 学生按照实训内容完成实训报告和实训评价。

【实训注意事项】

1. 熟悉 Brunnstrom 分期及评估，对患者进行正确评估。

2. 进行功能训练过程中随时询问患者的感受，切忌暴力操作。

3. 循序渐进，以防患者出现倦怠心理。

4. 严格遵守 Brunnstrom 技术的临床要求，掌握禁忌证。

【实训报告】

专业		班级	
姓名		学号	
实训内容			
实训目的			
实训器材			
实训步骤			
病例讨论结果			
实训体会			

【实训评价】

评价内容		自评	小组互评	教师评分
职业素养	仪容仪表（5分）			
	学习态度（5分）			
	自主探究（5分）			
	团队协作（5分）			
	医患沟通（5分）			
职业技能	Ⅰ～Ⅱ期（15分） 1. 治疗目的：通过健侧肢体的抗阻运动，诱导出患侧肢体的联合反应或共同运动 2. 方法 ① 对健肢远端施加阻力，进行各个方向的活动，诱发患侧肢体的运动（5分） ② 对患肢近端牵拉引起屈曲反应（5分） ③ 可利用本体神经刺激诱发患肢的运动（5分）			
	Ⅲ期：（15分） 1. 治疗目的：训练对屈伸共同运动的控制，并将屈伸共同运动与日常生活的功能活动结合起来 2. 方法 ① 辅助屈伸下肢训练：改善屈髋屈膝肌群控制能力（5分） ② 下肢主动内收外展训练（5分） ③ 臀桥训练（5分）			
	Ⅳ期（15分） 1. 治疗目的：促进下肢共同运动的随意运动成分 2. 方法 ① 卧位屈膝踝背屈训练（5分） ② 坐位屈膝踝背屈训练（5分） ③ 单侧臀桥训练（5分）			
	Ⅴ期（15分） 1. 治疗目的：脱离共同运动，强化分离运动，增强下肢的功能 2. 方法：下肢站立训练、站立屈膝训练、抗阻屈膝训练等			
	Ⅵ期（15分） 1. 治疗目的：恢复肢体的独立运动 2. 方法：在这一阶段可以按正常的运动模式进行各种日常生活活动练习，加强下肢的协调性、灵活性及耐力的训练，并可运用多种器具训练下肢的平衡协调，如踢球训练，沙包游戏等			
评价得分（100分）				

【改进建议】

实训 1-16 PNF 技术（1）

【实训名称】PNF 技术（上肢）。

【实训学时】2 学时。

【实训目的】

1. 知识目标：掌握 PNF 的基本理论（肌肉的反射控制、轮旋对角线型运动，以及手法治疗技术的基础）；了解 PNF 技术的生理学基础。

2. 能力目标：掌握上肢 D1 与 D2 基本的运动模式与手法操作；熟悉上肢 D1 与 D2 基本运动模式的主要参与肌肉。

3. 思政目标：培养学生以患者为中心的人文关怀意识。

【实训内容】

采用 PNF 技术螺旋对角线型运动模式对患者进行功能康复治疗，运用徒手接触、牵拉、牵引、关节挤压，视觉提示等基本技巧，刺激本体感觉，促进相关肌肉反应。

1. 单侧：上肢 D1 屈曲、上肢 D1 伸展、上肢 D2 屈曲、上肢 D2 伸展。

2. 双侧：对称性组合运动、非对称性组合运动、交互组合运动。

【实训准备】

1. 实训用品：PT 治疗床、PT 凳、弹力带等（根据治疗者的治疗方法各自选用）。

2. 实训病例：赵某，男，38 岁，突发脑梗，左侧肢体瘫痪 2 天，不能独立站立，坐位平衡 1 级。左侧上下肢针刺无反应，手指只能轻微地屈曲，右侧正常。

3. 问题：如何使用 PNF 技术对该患者的上肢进行训练？

【实训步骤】

1. 教师讲授实训的目的与要求，示范 PNF 上肢训练操作步骤，同时强调操作要点及注意事项。

2. 学生分组进行上肢 PNF 技术的训练，教师巡视指导。

3. 共同讨论操作过程中的问题，教师答疑解惑。

4. 学生按照实训内容完成实训报告和实训评价。

【实训注意事项】

1. 治疗者与患者进行皮肤接触，促进患者本体感觉的恢复。

2. 治疗者在治疗过程中对患者进行关节牵引和肌肉牵拉，切忌暴力操作。

3. 循序渐进，阻力的施加以患者能完成全范围的关节运动为准。

4. 在治疗过程中进行口令引导，以及视觉的引导，有利于实现动作的准确性。

【实训报告】

专业		班级	
姓名		学号	
实训内容			
实训目的			
实训器材			
实训步骤			
病例讨论结果			
实训体会			

【实训评价】

	评价内容	自评	小组互评	教师评分
职业素养	仪容仪表（5分）			
	学习态度（5分）			
	自主探究（5分）			
	团队协作（5分）			
	医患沟通（5分）			
职业技能	上肢D1屈曲（15分） 肩胛骨：上抬、外展、旋转 肩：前屈、内收、外旋 肘：屈曲 前臂：旋后 腕及手指：腕挠侧偏，拇指内收，其余手指屈曲内收 功能活动：进食时手伸到嘴边，梳对侧头等			
	上肢D1伸展（15分） 肩胛骨：下降、内收、旋转 肩：后伸、外展、内旋 肘：伸展 前臂：旋前 腕及手指：腕尺侧偏，拇指外展，其余手指伸直、外展 功能活动：如打网球时的正手抽球，从汽车内打开车门			
	上肢D2屈曲（15分） 肩胛骨：上抬、内收、旋转 肩：前屈、外展、外旋 肘：屈曲 前臂：旋后 腕及手指：腕挠侧偏.拇指伸，其余手指伸、外展 功能活动：如梳同侧头，仰泳时的上肢摆动			
	上肢D2伸展（15分） 肩胛骨：下降、外展、旋转 肩：后伸、内收、内旋 肘：伸展 前臂：旋前 腕及手指：腕尺侧偏，拇指对掌，其余手指屈曲，内收 功能活动：如用手摸对侧膝			

评价内容		自评	小组互评	教师评分
职业技能	双侧模式（15分） ① 对称性组合运动：双上肢同时作相同对角线的运动，如双手从火车行李架上取物品 ② 非对称性组合运动：双上肢同时向一侧运动，如双手戴一侧耳环 ③ 交互组合运动：双上肢同时在相反方向运动，这对头颈和躯干有稳定作用，同时可以训练平衡			
评价得分（100分）				

【改进建议】

实训1-17　PNF 技术（2）

【实训名称】PNF 技术（下肢）。

【实训学时】2 学时。

【实训目的】

1. 知识目标：掌握 PNF 的基本理论（肌肉的反射控制、轮旋对角线型运动、以及手法治疗技术的基础）；了解 PNF 技术的生理学基础。

2. 能力目标：掌握下肢 D1 与 D2 基本的运动模式与手法操作；熟悉下肢 D1 与 D2 基本运动模式的主要参与肌肉。

3. 思政目标：学会与患者进行有效的医患沟通，培养学生良好的人文关怀和爱岗敬业精神。

【实训内容】

采用 PNF 技术螺旋对角线型运动模式对患者进行功能康复治疗，运用徒手接触、牵拉、牵引、关节挤压，视觉提示等基本技巧，刺激本体感觉，促进相关肌肉反应。

1. 单侧：下肢 D1 屈曲、下肢 D1 伸展、下肢 D2 屈曲、下肢 D2 伸展。

2. 双侧：对称性组合运动、非对称性组合运动、交互组合运动。

3. 上下肢的结合运动模式：同向运动模式、异向运动模式、对角线交互运动模式

【实训准备】

1. 实训用品：PT 治疗床、PT 凳、弹力带等（根据治疗者的治疗方法各自选用）。

2. 实训病例：钱某，男，38 岁，突发脑梗，左侧肢体瘫痪 2 天，不能独立站立，坐位平衡 1 级。左侧上下肢针刺无反应，手指只能轻微地屈曲，右侧正常。

3. 问题：如何使用 PNF 技术对该患者的下肢进行训练？

【实训步骤】

1. 教师讲授实训的目的与要求，示范 PNF 上肢训练操作步骤，同时强调操作要点及注意事项。

2. 学生分组进行下肢 PNF 技术的训练，教师巡视指导。

3. 共同讨论操作过程中的问题，教师答疑解惑。

4. 学生按照实训内容完成实训报告和实训评价。

【实训注意事项】

1. 治疗者与患者进行皮肤接触，促进患者本体感觉的恢复。

2. 治疗者在治疗过程中对患者进行关节牵引和肌肉牵拉，切忌暴力操作。

3. 循序渐进，阻力的施加以患者能完成全范围的关节运动为准。

4. 在治疗过程中进行口令引导，以及视觉的引导，有利于实现动作的准确性。

【**实训报告**】

专业		班级	
姓名		学号	
实训内容			
实训目的			
实训器材			
实训步骤			
病例讨论结果			
实训体会			

【实训评价】

	评价内容	自评	小组互评	教师评分
职业素养	仪容仪表（5分）			
	学习态度（5分）			
	自主探究（5分）			
	团队协作（5分）			
	医患沟通（5分）			
职业技能	单侧模式 ① 下肢 D1 屈曲（10分） 髋：屈曲、内收、外旋 膝：屈曲 踝及足趾：踝背屈、内翻，趾伸 功能活动：如用足内侧踢足球			
	② 下肢 D1 伸展（10分） 髋：后伸、外展、内旋 膝：伸展 踝及足趾：足趾、踝跖屈外翻、趾屈 功能活动：如穿裤子时将腿伸入裤腿中			
	③ 下肢 D2 屈曲（10分） 髋：屈曲、外展、外旋 膝：屈伸 踝及足趾：踝背屈、外翻、趾伸 功能活动：如蛙泳中蹬腿			
	④ 下肢 D2 伸展（10分） 髋：后伸、内收、外旋 膝：伸展 踝及足趾：踝跖屈、内翻、趾屈 功能活动：如行走时足跟离地			
	双侧模式（15分） ① 对称性组合运动：双下肢同时作相同对角线的运动 ② 非对称性组合运动：双下肢同时向一侧运动 ③ 交互组合运动：双下肢同时在相反方向运动，这对头颈和躯干有稳定作用，同时可以训练平衡			
	上下肢的结合运动模式（20分） ① 同向运动模式：同侧上下肢同时向同一方向运动 ② 异向运动模式：一侧上肢和对侧下肢后时向同一方向运动 ③ 对角线交互运动模式：左上和右下肢作同一方向运动，而右上和左下肢则作与前相反方向的运动，如行走活动			
	评价得分（100分）			

【改进建议】

实训 1-18　Rood 技术与运动再学习技术

【实训名称】Rood 技术与运动再学习技术。

【实训学时】2 学时。

【实训目的】

1. 知识目标：掌握 Rood 疗法与运动再学习技术的基本理论与治疗原则，并且掌握 Rood 疗法的治疗技术与方法。

2. 能力目标：掌握 Rood 技术的基本治疗手法；熟悉 Bobath 技术的训练原则，运动再学习治疗技术与临床应用。

3. 思政目标：培养学生以患者为中心的人文关怀意识。

【实训内容】

运用 Rood 理论，对患者进行感觉刺激，促进患者神经肌肉功能恢复。

1. 利用感觉刺激来诱发肌肉反应：触觉刺激、温度刺激、牵拉肌肉、轻扣肌腱或肌腹、挤压、特殊感觉刺激。

2. 利用感觉刺激来抑制肌肉反应：挤压、牵拉、应用个体发育规律促进运动的控制能力。

【实训准备】

1. 实训用品：PT 治疗床、PT 凳、冰块、振动器、毛刷、毛巾、滑轮、悬吊床、巴氏球、反射小锤等。

2. 实训病例：杨某，男，3 岁，早产，产后窒息史。双下肢呈剪刀步态，双膝屈曲，双足跟不能着地。双下肢肌张力高，关节活动度差，外展受限。

3. 问题：如何使用 Rood 技术对该患者进行训练？

【实训步骤】

1. 教师讲授实训的目的与要求，示范 Rood 技术训练操作步骤，同时强调操作要点及注意事项。

2. 学生分组进行 Rood 技术的训练，教师巡视指导。

3. 共同讨论操作过程中的问题，教师答疑解惑。

4. 学生按照实训内容完成实训报告和实训评价。

【实训注意事项】

1. 由颈部开始，到尾部结束。

2. 由近端开始刺激向远端扩散。

3. 由反射运动开始，促进随意运动产生。

4. 先刺激外感受器后利用本体感受器。

5. 先进行两侧运动，再进行一侧运动，最后是旋转运动。

6. 颈部和躯干难度较高的运动先做，难度较低的运动后做；四肢是从难度较低的运动开始，后做难度较高的运动。

【实训报告】

专业		班级	
姓名		学号	
实训内容			
实训目的			
实训器材			
实训步骤			
病例讨论结果			
实训体会			

【实训评价】

	评价内容	自评	小组 互评	教师 评分
职业 素养	仪容仪表（5分）			
	学习态度（5分）			
	自主探究（5分）			
	团队协作（5分）			
	医患沟通（5分）			
职业 技能	1. 利用感觉刺激来诱发肌肉反应 ① 触觉刺激（10分） 快速刷擦：用软毛刷在治疗部位皮肤上快速来回刷动，也可以在相应肌群的脊髓节段皮区刺激，如30秒后无反应，可重复进行 轻触摸：用手法触摸手指或脚趾间的背侧皮肤、手掌或足底部，以引出受刺激肢体的回缩反应，对这些部位的反复刺激则可引起交叉反射性伸肌反应 ② 温度刺激（10分）：将冰放在局部3～5秒，然后擦干，可以引起与快速摩擦相同的效应 ③ 牵拉肌肉（10分）：快速、轻微地牵拉肌肉，可以引起肌肉收缩，这种作用即刻可见。如用力抓握可以牵拉手部肌肉 ④ 轻扣肌腱或肌腹（10分）：可产生与快速牵拉相同的效应 ⑤ 挤压（10分）：挤压肌腹可引起与牵拉肌梭相同的牵张效应；用力挤压关节，可引起关节周围的肌肉收缩。因此，搭桥运动、屈肘俯卧位、四点跪位、站立式抬起一个或两个肢体而使患侧肢体负重等，都可以产生类似的效应 ⑥ 特殊感觉刺激（5分）：听觉和视觉刺激可用来促进或抑制中枢神经系统。治疗者说话的语调和语气可以影响患儿的行为，光线明亮、色彩鲜艳的环境可以产生促进效应			
	2. 利用感觉刺激来抑制肌肉反应 （1）挤压（5分）：轻微的挤压关节可以缓解肌肉痉挛 （2）牵拉（5分）：持续牵拉或将已延长的肌肉保持在该位置数分钟、数天甚至数周，可以抑制或减轻痉挛 （3）应用个体发育规律促进运动的控制能力（10分）：从人体发育的规律来说，运动控制能力的发育一般是先屈曲、后伸展，先内收、后外展，先尺侧偏斜、后桡侧偏斜，最后才是旋转。在远近端孰先孰后的问题上，应为肢体近端固定、远端活动——远端固定、近端活动——近端固定、远端游离学习技巧性活动			
	评价得分（100分）			

【改进建议】

项目2 物理因子疗法

【实训名称】电疗法、磁疗法与超声波疗法。

【实训学时】2 学时。

【实训目的】

1. 知识目标：掌握电疗法、磁疗法与超声波疗法的应用原理；熟悉电疗法、磁疗法与超声波疗法对人体的作用，几类疗法的适应证和禁忌证。

2. 能力目标：掌握设备的具体操作流程；根据不同临床表现的患者选用合适的理疗仪；明确理疗仪操作时的注意事项。

3. 思政目标：培养学生良好的人文关怀和爱岗敬业精神。

【实训内容】

掌握电疗法、磁疗法与超声波疗法的使用方法，针对患者的具体情况选择适合的方法及剂量。

1. 直流电疗法的操作程序。

2. 磁疗法的操作程序。

3. 超声波的操作程序。

【实训准备】

1. 实训用品：PT 床、PT 凳子、物理因子治疗仪等（根据治疗者的治疗方法各自选用）。

2. 实训病例：李某，55 岁，男性，间断腰痛伴有左下肢方射痛 1 年，劳累后加重，休息可有缓解，采取保守治疗，症状间断发作，尚未严重影响生活。

3. 问题：该患者采取何种理疗方式最适合？剂量及操作注意事项是什么？

【实训步骤】

1. 教师讲授电疗法、磁疗法与超声波疗法的理论基础知识。

2. 到实训室进行参观和操作训练（一对一或小组练习）。

3. 共同讨论操作过程中的问题，教师答疑解惑。

4. 学生按照实训内容完成实训报告和实训评价。

【实训注意事项】

1. 病情不稳定、心绞痛、严重高血压的患者禁用。

2. 有出血倾向或者治疗部位有大金属异物、安装心脏起搏器者、刚植皮者禁用。

3. 操作人员必须熟悉仪器性能，熟练掌握操作方法，使用机器时严格按照操作程序，给予足够多的预热时间。

4. 治疗前检查治疗仪能否正常使用，理疗室用电做好安全防护。

5. 患者治疗过程中，如发生头晕恶心等不适症状，应立即停止治疗。治疗过程中不得随意变换体位，治疗时，操作者接触患者必须先将电压调至零位，并关闭电源。治疗结束后必须等待电极余电放完，才能用手触摸，以免发生电击。

【实训报告】

专业		班级	
姓名		学号	
实训内容			
实训目的			
实训器材			
实训步骤			
病例讨论结果			
实训体会			

【实训评价】

	评价内容	自评	小组互评	教师评分
职业素养	仪容仪表（5分）			
	学习态度（5分）			
	自主探究（5分）			
	团队协作（5分）			
	医患沟通（5分）			
职业技能	直流电疗法的操作程序（25分） 1. 选好电极板和衬垫。药物离子导入治疗需将拟用药物均匀地洒在与衬垫形状面积大小相同的滤纸或纱布上 2. 患者取舒适体位，暴露治疗部位。按医嘱放置电极，使衬垫紧贴皮肤（药物导入时浸药的滤纸或纱布紧贴皮肤，然后放置衬垫），电极板放在衬垫上或套在衬垫内，以沙袋或固定带固定电极 3. 检查治疗仪是否处于正常状态，然后打开电源，预热 4. 治疗前，向患者交代治疗时应有的感觉（一般部位治疗时应有均匀的针刺感，或轻微的紧束感、蚁走感；眼部治疗时可出现闪光感、色感；头部治疗时口腔内可出现金属味等） 5. 缓慢旋转电位器，使电流表指针平稳上升，逐渐增大电流强度，一般先达到所需电流强度的1/2，并询问患者的感觉，待电流稳定、患者感觉明确，再增至所需电流，所达到的电流强度不要超过患者的耐受度 6. 治疗结束时，缓慢旋回电位器，调至零位后切断电源			
	磁疗法的操作程序（25分） 1. 直接贴磁法：选取有足够磁感应强度的1片或数片磁片。选好痛点贴磁，连续贴敷 2. 间接贴磁法：将磁疗帽、磁疗腰带、磁疗护膝等磁疗用品穿戴于治疗部位 3. 动磁疗法：患者取舒适体位，取下手表等金属物品，暴露治疗体位。将磁头置于治疗部位，以沙袋固定，调解治疗所需的磁场波形，接通电源后出现温热感，即开始治疗			
	超声波的操作程序（25分） 1. 治疗前检查机器，各导线连接是否正常，按键、旋钮位置是否正常，表针或数字是否在零位 2. 患者取舒适体位，暴露治疗部位。在治疗部位体表涂耦合剂 3. 将超声波声头与治疗部位皮肤紧密接触 4. 打开超声波治疗仪电源开关 5. 选择输出波形的类型、输出强度和治疗时间 6. 治疗结束，先按照与开机相反的顺序关闭仪器，再将声头移开 7. 用温热毛巾清洁患者治疗部位 8. 用75%酒精消毒声头			
	评价得分（100分）			

【改进建议】

🔘 实训 2-2 光疗法、传导热疗法与压力治疗

【实训名称】光疗法、传导热疗法与压力治疗。

【实训学时】2 学时。

【实训目的】

1. 知识目标：掌握光疗法、传导热与压力治疗的应用原理；熟悉光疗法、传导热对人体的作用，几类疗法的适应证和禁忌证。

2. 能力目标：掌握设备的具体操作流程，并根据不同临床表现的患者选用合适的理疗仪；熟悉理疗仪操作时的注意事项。

3. 思政目标：学会与患者进行有效的医患沟通，培养学生良好的人文关怀和爱岗敬业精神。

【实训内容】

掌握光疗、传导热疗法与压力治疗的使用方法，针对患者的具体情况选择适合的方法及剂量。

1. 红外线疗法操作程序。

2. 石蜡疗法操作步骤。

3. 压力疗法操作步骤。

【实训准备】

1. 实训用品：PT 床、PT 凳子、物理因子治疗仪等（根据治疗者的治疗方法各自选用）

2. 实训病例：王某，男，34 岁，自述 2022 年 7 月无明显诱因腰部两侧出现数片淡白色斑，绿豆至黄豆大小，表面无鳞屑附着，按压不褪色，不痛不痒。

3. 问题：该患者采取何种理疗方式最适合？剂量及操作注意事项是什么？

【实训步骤】

1. 教师讲授光疗法、传导热疗法与压力治疗的理论基础知识。

2. 到实训室进行参观和操作训练（一对一或小组练习）。

3. 学生分组进行训练，教师巡视指导。

4. 共同讨论操作过程中的问题，教师答疑解惑。

5. 学生按照实训内容完成实训报告和实训评价。

【实训注意事项】

1. 治疗室内要保持空气流通，要有通风设备，防止加热过程中石蜡释放出的有毒气体对人体造成损害。

2. 治疗前应该检查患者皮肤有无破损和感觉障碍。并向患者说明，治疗中不得随意变换体位。

3. 在接受光疗照射时，避免直射眼部、头面部。治疗时患者可以戴墨镜防护。

接受红外线照射时应经常询问患者有无不适，注意观察。昏迷患者、局部有感觉障碍、血液循环障碍或有瘢痕者，红外线照射时应加大灯距。

4. 新近下肢深静脉血栓、肢体严重感染未得到有效控制、大面积溃破皮疹者禁止使用压力疗法。

【实训报告】

专业		班级	
姓名		学号	
实训内容			
实训目的			
实训器材			
实训步骤			
病例讨论结果			
实训体会			

【实训评价】

	评价内容	自评	小组互评	教师评分
职业素养	仪容仪表（5分）			
	学习态度（5分）			
	自主探究（5分）			
	团队协作（5分）			
	医患沟通（5分）			
职业技能	红外线疗法操作程序（25分） 1. 操作前要检查灯泡，辐射板有无破损，灯头安装是否牢固，支架是否稳固 2. 接通电源是灯头，灯泡预热5～10分钟 3. 向患者说明治疗目的、方法，正常感觉出现异常情况要及时告知医生，不要乱动 4. 局部照射红外线时，要暴露治疗部位，使患者处于舒适体位。灯头或灯泡距离治疗部30～50cm。每次治疗时间为15～30分钟，每日1～2次，15～20次为一个疗程 5. 光浴治疗时，将光浴器置于治疗部位上方两端开口处，用厚毛巾遮住保温。患者取舒适体位放入需治疗的部位。每次治疗时间为15～20分钟，每日1次或隔日1次，10～15次为1个疗程			
	石蜡疗法操作步骤（25分） ① 蜡布贴敷法：用无菌纱布垫浸蘸热蜡液，待冷却至患者能耐受之温度，贴敷于治疗部位上，然后用另一块较小的温度在60℃～65℃的高温热蜡布盖在第1块蜡布上，用棉被、大毛巾等物品覆盖保温 ② 蜡饼贴敷法：将适量石蜡加热熔化，倒入一个盘底内铺有一层胶布的瓷盘中，厚度约2～3cm，当蜡层表面温度降至50℃左右时，连同胶布一同起出，贴敷于患处，也可不在瓷盘中放胶布，直接倾蜡入盘，待盘中石蜡冷却成饼后，用刀分离，切成适当块状放置于患处，保温包扎 ③ 蜡袋贴敷法：将石蜡熔化后装入橡皮袋内，或将石蜡装入袋内再行熔化，蜡液应占袋装容积的1/3左右，待蜡袋表面温度达治疗所需之时，即可贴敷于患处 ④ 蜡液涂贴法：将石蜡加热到100℃，经15分钟消毒后，冷却到50℃～60℃，用无菌毛刷向患处涂抹。在涂抹第一层蜡液时，要尽量做到厚薄均匀，面积大些，以形成保护膜			
	压力疗法操作步骤（25分） 将患者肢体套入气囊序惯地充气、排气。治疗过程中随时询问患者的感受			
	评价得分（100分）			

【改进建议】

项目3 作业疗法

实训 3-1 日常生活活动能力训练

【实训名称】日常生活活动能力训练。

【实训学时】2 学时。

【实训目的】

1. 知识目标：掌握用于日常生活活动评定的量表；熟悉日常生活活动训练的作用和原则，日常生活活动的内容。

2. 能力目标：学会常用的日常生活活动训练技术和方法。

3. 思政目标：培养学生以患者为中心的人文关怀意识。

【实训内容】

采取 barthel 评定量表对患者日常生活活动能力做出评定，设计出适宜的日常生活活动训练方案。

1. 良肢位的摆放。

2. 翻身训练。

3. 进食训练（吞咽动作、摄食动作）。

4. 更衣训练。

5. 如厕训练。

【实训准备】

1. 实训用品：PT 治疗床、PT 凳、体操棒、各类日常生活用具等（根据治疗者的治疗方法各自选用）。

2. 实训病例：王某，男，56 岁，因脑出血致右侧肢体活动障碍伴言语欠流利，日常生活不能自理。患者自起病以来，精神软，饮食可，睡眠较差，大、小便正常。

3. 问题：设计出适合该患者的日常生活活动能力训练方案。

【实训步骤】

1. 教师讲授日常生活活动评定及训练的理论基础知识。

2. 学生分组进行训练，教师巡视指导。

3. 共同讨论操作过程中的问题，教师答疑解惑。

4. 学生按照实训内容完成实训报告和实训评价。

【实训注意事项】

1. 治疗者设计活动训练难度要适当，应比患者能力稍高但不应相差太远，经患者努力能完成。

2. 患者完成某一活动时应积极引导其把注意力集中在某一动作的完成上，而不是在某一块肌肉或某一关节的活动上。

3. 如果某一动作完成不正确，需分解成若干步骤和分阶段完成，务必要求每个动作正确，每一项训练活动应维持良好的姿势和位置。

4. 时刻注意患者有无疲劳，对使用工具者注意训练时候的安全。

5. 训练与病房、家庭生活要密切结合，在作业疗法练习的动作必须应用到日常生活中去。

6. 治疗者对每个患者的家庭生活和工作环境必须做实际调查。在实际生活中观察，寻找日常生活中存在的困难动作，带着问题进行训练。

【实训报告】

专业		班级	
姓名		学号	
实训内容			
实训目的			
实训器材			
实训步骤			
病例讨论结果			
实训体会			

【实训评价】

评价内容		自评	小组互评	教师评分
职业素养	仪容仪表（5分）			
	学习态度（5分）			
	自主探究（5分）			
	团队协作（5分）			
	医患沟通（5分）			
职业技能	1. 良肢位的摆放（15分） （1）仰卧位：患者头下置一枕头，但不宜过高，面朝向患侧或正面，患者患侧肩部垫一个比躯干略高的软枕。患者肘关节伸展，前臂旋后，手指伸展置于软枕之上。为防止手部浮肿，手的高度要超过心脏的位置。患者患侧髋关节处垫一软枕，且枕头外缘卷起，膝关节维持轻度屈曲位，踝关节保持背屈位，防止足下垂内翻 （2）侧卧位 ①患侧卧位：患者患侧肩关节外展90°，肩胛带尽量前伸，肘关节伸展，前臂旋后，手指伸展，髋关节微后伸，膝关节略屈曲。患者健侧上肢置于体上或稍后方，下肢髋、膝关节自然屈曲置于一软枕上 ②健侧卧位：患者患侧上肢下垫一枕头，肩关节前屈90°，肘、腕伸展，手指伸展，患侧骨盆旋前，膝髋关节成自然半屈曲位置于枕上，踝关节保持背屈位。患者身后可放置枕头支撑，有利于身体放松			
	2. 翻身训练（30分） （1）从仰卧位到健侧卧位：患者仰卧，健侧脚从患侧腘窝处插入，并沿患侧小腿下滑，将患脚置于健脚上方。Bobath握手（患侧拇指在上），健手带动患手向天花板方向做上举动作，然后向左、右两侧摆动，开始时摆动速度不宜过快，幅度应逐渐加大，利用躯干的旋转和上肢摆动的惯性向健侧翻身。开始训练时，治疗者可辅助患侧肩胛骨、骨盆旋转，协助完成翻身动作，后逐渐让患者独立完成此动作 （2）从仰卧位到患侧卧位：治疗者先将患者患侧上肢放置于外展90°的位置，患者屈曲健侧下肢，头转向患侧，健侧上肢屈曲前伸、下肢用力蹬床，将身体转向患侧。开始训练时，治疗者可扶住患者健侧肩胛骨、骨盆，协助患者完成翻身动作。因向患侧翻身是由健侧完成的，患者多可独立完成			
	3. 进食训练（10分） （1）吞咽动作训练：对口轮匝肌、颊肌、咬肌等口面部肌群进行锻炼，增强口腔对食物的控制能力；做舌的主动水平前伸、后缩、侧方运动及卷舌运动；以冰冷棉棒刺激吞咽反射；进行呼吸、咳嗽、构音等训练 （2）摄食动作训练：患者单手用勺进食时，碟子可以使用特制的碟挡，以防止食物推出碟外。在碗、杯、碟的下面加一橡皮垫或带负压的固定器，可使之在进食时不易移动、倾倒。为了方便抓握餐具，还可用毛巾缠绕餐具手柄起到加粗作用			

续表

评价内容		自评	小组互评	教师评分
职业技能	更衣训练（10分） ① 患者独自穿、脱前开身衣服训练 ② 患者独自穿、脱套头上衣训练 ③ 患者独自穿、脱裤子训练 ④ 患者独自穿、脱袜子训练 ⑤ 患者独自穿、脱鞋训练			
	如厕训练（10分） 患者站立位，两足分开，一手抓住扶手，另一手解开腰带，脱下裤子，身体前倾，借助扶手慢慢坐下（或蹲下）。便后进行自我清洁，一手抓住扶手，另一手抓住裤子，身体前倾，伸髋伸膝，站起后系上腰带			
评价得分（100分）				

【改进建议】

⊙ 实训 3-2 认知功能训练

【实训名称】认知功能训练。

【实训学时】2 学时。

【实训目的】

1. 知识目标：掌握认知功能障碍的评定方法；了解认知功能训练的适用症与注意事项。

2. 能力目标：学会认知功能训练的方法和技巧。

3. 思政目标：培养学生"以患者为中心"的人文关怀意识。

【实训内容】

采用认知障碍评定量表对患者的情况进行客观评定。并根据患者的具体情况，设计出适宜患者的认知功能训练方案。

1. 注意障碍的训练：反应时训练、注意的稳定性训练、转移注意训练、注意的选择性训练。

2. 记忆障碍训练：内辅助、外辅助。

3. 失认症的康复训练：单侧忽略的康复训练（划销作业）、②躯体失认症的康复训练（人体拼图）、视觉失认症的康复训练（辨认颜色、名称）、手指失认症的康复作业（手指感觉刺激，手指辨认练习）。

4. 失用症的康复训练：结构性失用的康复训练（拼图、几何图形复制）、意念性失用的康复训练（步骤练习）、意念运动性失用的康复训练（加强训练无意识动作）、穿衣失用（复述穿衣步骤）。

【实训准备】

1. 实训用品：PT 治疗床、PT 凳、磨砂板、木钉板、卡片、弹力带、巴氏球、体操棒、镜子、训练台阶等（根据治疗者的治疗方法各自选用）。

2. 实训病例：李某，男，24 岁，因交通事故致闭合性脑外伤，但伤后 8 个月仍持续存在明显的认知功能障碍，存在记忆、语言和高级执行功能障碍。

3. 问题：如何对该患者进行认知功能训练？

【实训步骤】

1. 教师讲授常用认知功能评估量表理论基础知识，进行一对一式认知功能训练演示。同时强调操作过程中的注意事项。

2. 学生分组进行训练，教师巡视指导。

3. 共同讨论操作过程中的问题，教师答疑解惑。

4. 学生按照实训内容完成实训报告和实训评价。

【实训注意事项】

1. 过程尽量做到生动有趣，治疗方法因人而异。

2. 细致耐心，循序渐进，由浅入深。

3. 善于鼓励患者，避免引起患者焦虑和情绪问题。

4. 引导患者观察和思考，根据他们的认知特点询问患者相应问题，引导思考。

5. 多进行小组训练，设计相应的小组训练项目。

【实训报告】

专业		班级	
姓名		学号	
实训内容			
实训目的			
实训器材			
实训步骤			
病例讨论结果			
实训体会			

【实训评价】

	评价内容	自评	小组互评	教师评分
职业素养	仪容仪表（5分）			
	学习态度（5分）			
	自主探究（5分）			
	团队协作（5分）			
	医患沟通（5分）			
职业技能	注意障碍的训练（20分） 1. 反应时训练：采用简单的反应——时间作业，改善和提高患者对于刺激的反应速度 2. 注意的稳定训练 （1）视觉注意稳定：数字或形状划销作业 （2）听觉注意稳定：听到录音带播放的指定数字时举手示意 （3）静坐放松训练 3. 转移注意训练 准备两种不同的作业，当听到治疗者的指令时，患者由这一作业改做另一种作业 4. 注意的选择性训练 （1）视觉选择注意：排除干扰，指定划销数字 （2）听觉选择注意：一边听录音，一边进行磨砂板作业			
	记忆障碍训练（10分） 1. 内辅助：通过调动患者自身的因素，以改善或补偿记忆障碍的一些对策。包括复述、语义细加工、视意向、首词记忆术、PQRST练习法等 2. 外辅助：患者借助他人或他物来帮助记忆的方法，是一类代偿技术。包括储存类工具如笔记本、录音机、计算机与提示类工具如定时器、报时手表、日历、标志性张贴等			
	失认症的康复训练（30分） 1. 单侧忽略的康复训练 （1）视扫描训练：通过划销作业来完成 （2）加强患者对忽略侧的注意：治疗者在忽略侧谈话、训练；从忽略侧递物、在忽略侧用移动的鲜艳物或手电筒提醒；对忽略侧施以触摸、按摩、冷刺激、拍打；阅读训练时，让患者从忽略侧的书边开始读 2. 躯体失认的康复训练 （1）感觉整合疗法：患者将特殊感觉输入与特定运动反应联系在一起，如用粗糙的毛巾或患者的手摩擦身体的某一部位并同时说出该部位的名称；患者模仿治疗者的动作，如用右手触摸左耳，将左手放在头上 （2）强化训练：为了加强患者对于身体各部分及其相互间的认识，可给予指令，如指出或触摸你的鼻子，治疗者触摸身体的一部分，让患者说出名称，也可以让患者练习人体拼图。			

续表

评价内容		自评	小组互评	教师评分
职业技能	3. 视觉失认的康复训练 （1）辨识训练 （2）代偿技术 4. 手指失认的康复训练 （1）增加手指皮肤的触觉和压觉输入 （2）手指辨认训练			
	失用症的康复训练（15分） 1. 结构性失用的康复训练 2. 意念性失用的康复训练 3. 意念运动性失用的康复训练 4. 穿衣失用的康复训练			
评价得分（100分）				

【改进建议】

⊙ 实训 3-3　改善躯体功能训练

【实训名称】改善躯体功能训练。

【实训学时】2 学时。

【实训目的】

1. 知识目标：掌握常用的躯体功能训练的方法和注意事项；熟悉躯体功能训练常见的适应证。

2. 能力目标：学会熟练操作康复科常见的作业工具，并运用到患者的康复方案中。

3. 思政目标：学会与患者进行有效的医患沟通，培养学生良好的人文关怀和爱岗敬业精神。

【实训内容】

掌握常用的躯体功能训练的方法，熟练操作康复科常见的作业工具，并运用到患者的康复方案中。

1. 维持和改善关节活动的训练：推拉滚筒训练、木钉板训练、磨砂板训练。

2. 增强肌力训练（抗重力、抗阻力）、增强耐力训练（沙包少负荷、多重复）。

3. 提高平衡功能训练（平衡板）。

4. 改善协调性和灵巧度训练。

5. 感觉训练。

6. 肩胛胸廓关节运动训练：被动训练（卧位、坐位下）、主动训练（借用滑板、皮球或健手辅助）。

7. 肩关节半脱位训练：体位控制、上肢负重、肩胛骨的主动运动训练、增加近端迟缓的肌群的肌力、上肢操球训练。

8. 抑制痉挛训练。

9. 促进分离运动的训练：上肢分离运动与控制能力训练、上肢分离运动强化训练。

10. 肩关节疼痛的训练。

【实训准备】

1. 实训用品：沙包、磨砂板、木钉板、滚筒、巴氏球、豆子、筷子、木插板等。（根据治疗者的治疗方法各自选用）。

2. 实训病例：王某，男，36 岁，1 年前无诱因出现间歇性右下肢剧烈疼痛伴运动障碍，主要以右踝关节间歇性刺痛为主，影响行走，逐渐出现右侧肢体无力，行走困难，右侧肢体肌肉萎缩。

3. 问题：该患者存在哪些躯体功能障碍？如何进行康复治疗？

【实训步骤】

1. 教师讲授躯体功能障碍理论基础知识，进行一对一式训练演示。同时强调操作过程中的注意事项。

2. 学生分组进行训练，教师巡视指导。

3. 共同讨论操作过程中的问题，教师答疑解惑。

4. 学生按照实训内容完成实训报告和实训评价。

【实训注意事项】

1. 注意保护患者，避免出现安全事故。

2. 以患者的耐受为度，不暴力训练。

3. 注意言语引导患者。

4. 随着患者主动运动的出现，逐渐由被动运动过渡到辅助—主动运动、主动运动。

【实训报告】

专业		班级	
姓名		学号	
实训内容			
实训目的			
实训器材			
实训步骤			
病例讨论结果			
实训体会			

【实训评价】

评价内容		自评	小组互评	教师评分
职业素养	仪容仪表（5分）			
	学习态度（5分）			
	自主探究（5分）			
	团队协作（5分）			
	医患沟通（5分）			
职业技能	维持和改善关节活动度的训练（15分） 1. 推拉滚筒训练 患者取坐位，治疗台上放置滚筒。患者 Bobath 握手，双侧腕关节置于滚筒上。治疗者站在患者患侧，让患者利用健侧上肢带动患肢，将滚筒推向前方（即完成肩关节屈曲→肘关节伸展→前臂旋后→腕关节背伸的动作）。然后在健侧上肢协助下，进滚筒退回原位（即完成肩关节伸展→肘关节屈曲→前臂旋前→腕关节背伸的动作） 2. 木钉板训练 患者坐在治疗台前，双足平放于地面，患侧上肢处于抗痉挛的肢位支撑在凳子上。在患侧放一块木钉插板，嘱咐患者旋转躯干，利用健手取木钉放在健侧的木钉板上，然后再将木钉放回原处。可利用两块木钉板摆放的距离、远近位置的不同，进行平面的、立体的或躯干双侧对称的运动。逐渐扩大患者的关节活动范围 3. 磨砂板训练 患者坐在磨砂板前方，治疗时根据患者上肢功能水平调节好磨砂板的角度。如患者上肢功能较差，可选用双把手模具。嘱患者利用健侧上肢带动患肢完成肩关节屈曲、肘关节伸展、腕关节背伸的运动			
	增强肌力、肌耐力的训练（5分） 利用木工、磨砂板等作业活动，为患者提供抗阻力、抗重力肌力训练。目的是增强肌耐力时，训练原则为多重复，少负荷			
	提高平衡功能训练（5分） 患者可用平衡板进行平衡训练、套圈游戏、丢沙包			
	改善协调性和灵巧度的训练（5分） 1. 改善粗大运动协调功能：翻身、抬头、坐卧转换、步行活动等 2. 改善精细运动协调功能：编织、捡豆、用筷子夹物、嵌镶等			
	感觉训练（5分） 强化正确感觉输入，包括触觉、痛觉、温度觉等			
	肩胛胸廓关节运动训练（15分） 1. 肩胛胸廓关节的被动运动训练 （1）早期患者取卧位，治疗者坐在患者腰部靠近躯干，一手固定肱骨近端，并用前臂托起患侧前臂，另一手托住患侧肩胛骨，用两手配合，协助完成肩胛骨上抬、下降、内收、外展运动 （2）患者取坐位，治疗者一手固定患侧上肢近端，另一手托住患侧肩胛骨下角，辅助患者完成肩胛骨上举、外展、下降、内收的动作			

续表

	评价内容	自评	小组互评	教师评分
职业技能	2. 肩胛胸廓关节的主动运动训练 （1）患者取坐位，桌前摆放一皮球，患手控制皮球，肘关节伸展，做顺时针或逆时针运动 （2）患者健手搭在患肩上，嘱患者完成患侧肩关节向自己鼻子方向的运动，使肩胛骨前伸，以防止肩胛骨后缩			
	肩关节半脱位训练（10分） 1. 体位控制：良肢位的摆放 2. 上肢负重：患者面向治疗台，双手支撑于治疗台上。治疗者协助完成患肢肘关节伸展，腕关节背伸，手指伸展，让患者身体重心前移，用上肢支撑体重，然后完成重心的左、右转移，调整肩关节的负重 3. 肩胛骨的主动运动训练 4. 增加近端迟缓的肌群的肌力 对相关肌群进行叩打，增加感觉输入 5. 上肢操球训练			
	抑制痉挛的训练（5分）			
	促进分离运动的训练（5分） 1. 上肢分离运动与控制能力训练 2. 上肢分离运动强化训练			
	肩关节疼痛的训练（5分）			
	评价得分（100分）			

【改进建议】

● 实训 3-4 休闲活动训练

【实训名称】休闲活动训练。

【实训学时】2 学时。

【实训目的】

1. 知识目标：掌握休闲活动训练对患者的意义与好处；熟悉常用的休闲活动训练方法。

2. 能力目标：学会根据患者的情况为其量身设计休闲活动训练方案。

3. 思政目标：学会与患者进行有效的医患沟通，培养学生良好的人文关怀和爱岗敬业精神。

【实训内容】

根据患者的情况，设计出合适的休闲活动训练帮助患者提高相应的功能，以下内容可作为参考。

1. 欣赏音乐、舞蹈演奏乐器等文娱活动，陶冶情操、放松精神。

2. 通过投沙包、套圈、下棋等治疗性游戏，增加乐趣，分散注意力，改善肢体活动。

3. 通过书法、绘画、盆景等活动，改善手部精细作业能力，获得成就感。

【实训准备】

1. 实训用品：沙包、象棋、七巧板、扑克牌、画纸等（根据治疗者的治疗方法各自选用）。

2. 实训病例：王某，男，60 岁，爱好下棋，经三个月康复后好转出院，不能独立站立，坐位平衡 2 级。上下肢处于 Brunnstrom4 期，小便依赖导尿管。

3. 问题：结合患者的兴趣及功能状况，设计出合适的休闲活动训练。

【实训步骤】

1. 教师讲授休闲活动训练的理论基础知识，进行实际演示。同时强调操作过程中的注意事项。

2. 学生分组进行训练，教师巡视指导。

3. 共同讨论操作过程中的问题，教师答疑解惑。

4. 学生按照实训内容完成实训报告和实训评价。

【实训注意事项】

1. 了解患者自身的兴趣爱好，可以做问卷调查，设计出适宜患者的最优休闲活动训练方法。

2. 因人而异，善于观察，根据患者的性格特征，可设计单人或多人活动，锻炼患者的社交能力。

【实训报告】

专业		班级	
姓名		学号	
实训内容			
实训目的			
实训器材			
实训步骤			
病例讨论结果			
实训体会			

【实训评价】

	评价内容	自评	小组互评	教师评分
职业素养	仪容仪表（5分）			
	学习态度（5分）			
	自主探究（5分）			
	团队协作（5分）			
	医患沟通（5分）			
职业技能	对患者功能及兴趣进行调查评估（25分）			
	设计适合的休闲活动训练项目（25分）			
	指导患者实施具体训练（25分）			
评价得分（100分）				

【改进建议】

实训 3-5　作业活动的分析与治疗方法的选择

【实训名称】作业活动的分析与治疗方法的选择。

【实训学时】2 学时。

【实训目的】

1. 知识目标：掌握作业活动分析的概念及治疗方案的选择。

2. 能力目标：按照患者的情况，设计出科学适宜的作业治疗方案。

3. 思政目标：学会与患者进行有效的医患沟通，培养学生良好的人文关怀和爱岗敬业精神。

【实训内容】

根据患者的情况，设计出以改善患者功能状况为目标的作业治疗计划。

1. 选取和患者水平相符的作业活动，将具体步骤分解。

2. 指导患者完成任务的基本动作，分析任务完成的难点。

3. 选取治疗方法应因人而异，因功能障碍而异。

【实训准备】

1. 实训用品：筷子、豆子、卡片、黏土、锯木、磨砂板、锯子、锤子、刷子等（根据治疗者的治疗方法各自选用）。

2. 实训病例：患者李某，男性，50 岁，农民。患者目前右侧肢体活动不利，乏力、伴说话吐字不清，情绪不稳。

3. 问题：结合患者的背景及功能状况，设计出合适的作业治疗计划。

【实训步骤】

1. 教师讲授作业活动的分析与治疗方法的选择的理论基础知识，进行实际演示。同时强调操作过程中的注意事项。

2. 学生分组进行训练，教师巡视指导。

3. 共同讨论操作过程中的问题，教师答疑解惑。

4. 学生按照实训内容完成实训报告和实训评价。

【实训注意事项】

1. 了解患者自身的生活背景、职业、爱好等，设计出适宜患者的最优作业活动训练方法。

2. 可以做问卷调查。

3. 根据患者的性格特征，可设计单人或多人活动，锻炼患者的社交能力。

4. 因人而异，善于观察。

【实训报告】

专业		班级	
姓名		学号	
实训内容			
实训目的			
实训器材			
实训步骤			
病例讨论结果			
实训体会			

【实训评价】

	评价内容	自评	小组互评	教师评分
职业素养	仪容仪表（5分）			
	学习态度（5分）			
	自主探究（5分）			
	团队协作（5分）			
	医患沟通（5分）			
职业技能	对作业活动进行分析，将活动分解成步骤、动作直至运动类型以确定其基本组成成分，提取治疗要素（25分）			
	选择适合患者的治疗方法（25分） 1. 按运动功能训练的需要选择（扩大关节活动度、增加肌力、改善平衡协调） 2. 按心理状态训练的需要选择（镇静、宣泄、转移注意力、增强自信） 3. 按社会生活技能训练的需要选择（增强集体观念、增强时间观念）			
	指导患者实施具体训练（25分）			
评价得分（100分）				

【改进建议】

项目 4 言语疗法

实训 4-1 构音障碍

【实训名称】构音障碍。

【实训学时】2 学时。

【实训目的】

1. 知识目标：掌握构音障碍的概念、类型及病因。

2. 能力目标：学会构音障碍常用的训练方法及注意事项。

3. 思政目标：学会与患者进行有效的医患沟通，培养学生良好的人文关怀和爱岗敬业精神。

【实训内容】

1. 构音改善训练：本体感觉刺激训练、舌唇运动训练、发音训练、减慢言语速度训练、辨音训练。

2. 鼻音控制训练："推撑"疗法、引导气流法。

3. 克服费力音训练

4. 克服气息音训练："推撑"法、咳嗽法。

5. 语调训练。

6. 音量控制训练。

7. 呼吸训练。

【实训准备】

1. 实训用品：压舌板、长冰棉棒、气球、蜡烛、纸张、吸舌器等（根据治疗者的治疗方法各自选用）。

2. 实训病例：张某，男，4 岁半，以"发现吐字不清晰 1 年余"入院。家长诉该患儿 3 岁时可说整句话，但是吐字欠清晰，至今已 1 年余，查体正常。

3. 问题：如何对该患儿进行言语功能训练？

【实训步骤】

1. 教师讲授关于构音障碍的理论基础知识，选取模特同学进行实际演示。同时强调操作过程中的注意事项。

2. 学生分组进行训练，教师巡视指导。

3. 共同讨论操作过程中的问题，教师答疑解惑。

4. 学生按照实训内容完成实训报告和实训评价。

【实训注意事项】

1. 感觉刺激训练以患者耐受为度，时间不宜过长。

2. 发音训练先练习发元音，再练习发辅音，熟练后采取元音加辅音的练习方式，最后过渡到单词和句子。

3. 胸腹放松及辅助呼气训练时，实施者注意力量不要过大，老年人或伴有骨质疏松的患者不应采用该方式。

【实训报告】

专业		班级	
姓名		学号	
实训内容			
实训目的			
实训器材			
实训步骤			
病例讨论结果			
实训体会			

【实训评价】

评价内容		自评	小组互评	教师评分
职业素养	仪容仪表（3分）			
	学习态度（3分）			
	自主探究（3分）			
	团队协作（3分）			
	医患沟通（3分）			
职业技能	构音改善的训练（25分） 1. 本体感觉刺激训练：用长冰棉棒按→牙龈→上齿龈背侧→硬腭、软腭→舌→口底→颊黏膜顺序进行环形刺激 2. 舌唇运动训练：唇的张开、闭合、前突、缩回；舌的前伸、后缩、上举、向两侧运动等。可用压舌板增加阻力进行力量训练 3. 发音训练：顺序是先训练发元音，然后发辅音，再将元音与辅音相结合。按单音节→双音节→单词→句子的顺序进行。可以通过画图让患者了解发音的部位，主要问题所在，并告诉准确的发音音位 4. 减慢言语速度训练：用节拍器或治疗者轻拍桌子，由慢到快，患者随节拍发音可明显增加可理解度。但此方法不适合重症肌无力的患者 5. 辨音训练：通过口述或放录音，分辨出错音，进行纠正			
	鼻音控制训练（10分） 1. "推撑"疗法：患者两只手放在桌面上向下推或两手掌相对推，同时发短元音［a］。也可训练发舌后部音［ka］等 2. 引导气流法：吹吸管、气球、蜡烛、纸张等，可以引导气流通过口腔，减少鼻漏气			
	克服费力音训练（15分） 1. 让患者处在一种很轻的打哈欠状态时发声 2. 颈部肌肉放松法：低头、头后仰、向左右侧屈以及旋转 3. 咀嚼练习			
	克服气息音训练（5分） "推撑"法、咳嗽法			
	语调训练（5分） 可采用可视音调训练器来帮助训练			
	音量控制训练（5分） 指导患者持续发声，并由小到大，使呼气时间延长。如音量小时，可让患者与治疗者间的距离拉大，鼓励患者增大音量			

续表

	评价内容	自评	小组互评	教师评分
职业技能	呼吸训练（20分） 1. 上肢上举、摇摆，可改善呼吸功能 2. 双上肢伸展时吸气，上肢回复时呼气，可改善呼吸协调动作 3. 进行吸气—屏气—呼气训练，并使用吸管在水杯中吹泡，吹气球、蜡烛等方法，尽量延长呼气时间 4. 头颈部放松训练，一组15个，每天3～4组。胸腹放松及辅助呼气训练，训练时采取卧位和坐位两种体位。仰卧位时患者双下肢屈曲，腹部放松，平稳呼吸，实施者的手平放在患者的上腹部，在呼气末时，随患者呼气动作平稳施加压力，使患者呼气逐步延长，并让患者配合发简单音。坐位时，让患者放松，实施者站在患者前方，双手置于患者胸廓下部，在呼气末时轻轻施压使患者呼气逐渐延长			
	评价得分（100分）			

【改进建议】

⊙ 实训 4-2 失语症

【实训名称】失语症。

【实训学时】2 学时。

【实训目的】

1. 知识目标：掌握失语症的分类，以及不同类型的病变部位；了解失语症的病因以及不同失语症的治疗目标。

2. 能力目标：学会不同类型失语症的治疗方法以及注意事项。

3. 思政目标：学会与患者进行有效的医患沟通，培养学生良好的人文关怀和爱岗敬业精神。

【实训内容】

听理解训练、口语表达训练、阅读理解及朗读训练、书写训练、计算能力训练。

【实训准备】

1. 实训用品：压舌板、长冰棉棒、气球、蜡烛、纸张、吸舌器等（根据治疗者的治疗方法各自选用）。

2. 实训病例：张某，男，62 岁，以"失语伴右手麻木 6 小时"入院。6 小时前无诱因出现失语，能够听懂别人意思，但完全不能通过言语回应。

3. 问题：如何对该患者进行言语功能训练？

【实训步骤】

1. 教师讲授关于失语症的理论基础知识，选取模特同学进行实际演示。同时强调操作过程中的注意事项。

2. 学生分组训练，教师巡视指导。

3. 共同讨论操作过程中的问题，教师答疑解惑。

4. 学生按照实训内容完成实训报告和实训评价。

【实训注意事项】

1. 设定一定难度的目标，将目标定在患者开始感到有一定难度的水平上，太容易则缺乏治疗意义，太难患者往往会拒绝进行治疗。

2. 加强发音器官的锻炼，失语症患者常常舌尖和舌根发硬，舌体活动不灵便，发音时也常常吐字不清，因此要加强发音器官的锻炼，同时要注重说话练习，因为说话练习也反过来有助于发音器官的功能改善。

3. 贵在坚持，每天要坚持多听、多看、多说和多写，提高患者的记忆力、联想力和言语交流能力，但安排要有计划，不能太多太难，使患者产生畏惧的情绪，挫伤学习的积极性。

【实训报告】

专业		班级	
姓名		学号	
实训内容			
实训目的			
实训器材			
实训步骤			
病例讨论结果			
实训体会			

【实训评价】

	评价内容	自评	小组互评	教师评分
职业素养	仪容仪表（5分）			
	学习态度（5分）			
	自主探究（5分）			
	团队协作（5分）			
	医患沟通（5分）			
职业技能	听理解训练（15分） 1. 采用图片—图片匹配、文字—图片匹配、文字—文字匹配、图片选择等方法。 2. 把一定数量的物品或图片放在患者的前面，让其完成简单的指令。 3. 记忆跨度训练：治疗者出示一系列图片，患者按照治疗者的指令去做。			
	口语表达训练（15分） 1. 语音训练：模仿治疗者发音，包括汉语拼音的声母、韵母和四声。告诉患者发音时舌、唇、齿等的位置。 2. 命名训练：按照单词→短句→长句的顺序进行。给患者出示一组图片，就图片上的内容进行提问。 3. 复述练习：从单词水平开始，逐渐过渡到句子、短文。 4. 自发口语练习：看动作画，让其用口语说明；看情景画、漫画，让患者自由叙述。			
	阅读理解及朗读训练（15分） 1. 视觉认知训练：将一组图片摆在患者面前，将相对应的文字卡片让患者看过后进行文字–图片匹配。 2. 听觉认知训练：将一组文字卡片摆在患者面前，患者听治疗者读一个词后指出相应的字卡。 3. 语词理解训练：治疗者在一堆字卡中挑选出两个字，让患者指出先后顺序。 4. 朗读单词、句子、短文：出示单词卡，让患者出声读出。			
	书写训练（15分） 1. 抄写：让患者抄写一定数量的名词、动词、句子。 2. 听写：听写单词、短句、长句及短文等。 3. 描写：让患者看图片，写出词句。 4. 记日记和写信。			
	计算能力训练（15分） 从患者现有的计算能力开始，逐渐增加难度。可结合日常生活中熟悉的内容进行，如买票、买菜等。			
	评价得分（100分）			

【改进建议】

实训 4-3　吞咽障碍

【实训名称】吞咽障碍。

【实训学时】2 学时。

【实训目的】

1. 知识目标：掌握吞咽障碍的概念、临床表现及常见的并发症。

2. 能力目标：学会吞咽障碍常用的评定方法（frenchay、洼田饮水试验）和康复治疗方法，了解球囊扩张术。

3. 思政目标：学会与患者进行有效的医患沟通，培养学生良好的人文关怀和爱岗敬业精神。

【实训内容】

冰刺激、声门上吞咽、呼吸训练、门德尔松手法、shaker 训练法。

【实训准备】

1. 实训用品：压舌板、长冰棉棒、气球、蜡烛、纸张、吸舌器等（根据治疗者的治疗方法各自选用）。

2. 实训病例：赖某，男，38 岁，以"头晕伴饮水呛咳，进食困难"主诉入院。患者在家无明显诱因突发头晕伴饮水呛咳，进食困难，声音嘶哑。

3. 问题：如何对该患者进行吞咽功能训练?

【实训步骤】

1. 教师讲授关于吞咽障碍的理论基础知识，选取模特同学进行实际演示。同时强调操作过程中的注意事项。

2. 学生分组进行训练，教师巡视指导。

3. 共同讨论操作过程中的问题，教师答疑解惑。

4. 学生按照实训内容完成实训报告和实训评价。

【实训注意事项】

1. 选择合适的训练体位，假如是卧位下进行吞咽训练，应该将头与全身向健康侧倾斜 45°，促使事物从正常咽道侧流入食道。

2. 进行摄食训练时，应随时观察患者情况，避免发生呛咳，饮水时使用调羹，切勿使用吸管。

3. 选择在安静的环境下进行吞咽训练。

【实训报告】

专业		班级	
姓名		学号	
实训内容			
实训目的			
实训器材			
实训步骤			
病例讨论结果			
实训体会			

【**实训评价**】

评价内容		自评	小组互评	教师评分
职业素养	仪容仪表（5分）			
	学习态度（5分）			
	自主探究（5分）			
	团队协作（5分）			
	医患沟通（5分）			
职业技能	冰刺激（15分） 用冰棉棒快速点刺激软腭、腭弓、舌后部、咽部、颊部，刺激完后做一次空吞咽			
	声门上吞咽的气道保护方法（15分） 深吸一口气后屏住气，将食团放在口腔内吞咽位置，保持屏气状态同时做吞咽动作，吞咽后立即咳嗽然后吸气，再次吞咽			
	呼吸训练（15分） 腹式呼吸、缩嘴呼吸、吹纸练习			
	门德尔松手法（15分） 治疗者用食指和拇指置于环状软骨下方，辅助推住喉部并固定，让患者感觉喉部上抬，上抬诱发出来后，再让其有意识的保持上抬位置			
	shaker训练法（15分） 患者去枕仰卧于床上，尽量抬高头使眼睛看自己的脚趾但两侧肩部不能离开床面，保持1分钟，放松1分钟后再次抬头，重复30次左右			
评价得分（100分）				

【**改进建议**】

项目 5 康复工程

● 实训 5-1 假肢与矫形器

【实训名称】假肢与矫形器。

【实训学时】2 学时。

【实训目的】

1. 知识目标：掌握假肢的分类，熟悉理想的假肢需要具备的条件。

2. 能力目标：学会截肢患者在安装假肢之前和装配后的功能锻炼方法。

3. 思政目标：学会与患者进行有效的医患沟通，培养学生良好的人文关怀和爱岗敬业精神。

【实训内容】

对患者进行假肢装配后的功能训练（上肢、下肢的使用训练）。

1. 上肢假肢的使用训练：假肢穿脱训练、假肢基本功能的操作训练、日常生活活动和工作能力的训练。

2. 下肢假肢的使用训练：正确地穿戴假肢、立平衡训练、平行杠内训练。

【实训准备】

1. 实训用品：PT 床、PT 凳、平行杠、沙袋、悬吊床、下肢假肢等（根据治疗者的治疗方法各自选用）。

2. 实训病例：李某，男，33 岁。三月前因车祸入院急诊治疗，因伤势过重不得不进行双下肢截肢。为了方便患者之后的生活，实现生活自理，患者及家属希望为其量身定做合适的下肢假肢。

3. 问题：安装假肢后，如何对该患者进行功能训练?

【实训步骤】

1. 教师讲授关于截肢术后训练与假肢安装的理论基础知识，选取模特同学以及合适的假肢矫形器进行实际演示。同时强调操作过程中的注意事项。

2. 共同讨论操作过程中的问题，教师答疑解惑。

3. 学生按照实训内容完成实训报告和实训评价。

【实训注意事项】

1. 根据残肢条件正确选择接受腔。

2. 安装支具后一定要进一步检查支具边缘是否压迫了皮肤，若有不适之处，必须卸下重新安装。

3. 叮嘱患者应保持一定的体重，体重增减超过一定范围，将引起假肢接受腔的过松或过紧。

4. 在前期训练使用过程中，注意保护患者安全。

【实训报告】

专业		班级	
姓名		学号	
实训内容			
实训目的			
实训器材			
实训步骤			
病例讨论结果			
实训体会			

【 实训评价 】

	评价内容	自评	小组互评	教师评分
职业素养	仪容仪表（5分）			
	学习态度（5分）			
	自主探究（5分）			
	团队协作（5分）			
	医患沟通（5分）			
职业技能	上肢假肢的使用训练（35分） 1. 假肢穿脱训练 （1）肩关节离断假肢穿脱训练：患者用健手将假肢接受腔放到残端，利用墙壁或桌子将其固定，健手绕到背后，抓住胸廓固定带，拉到胸前加以固定，再将健手向背后插入肩固定带，完成假肢的穿戴动作。与以上动作相反，可完成脱拆假肢的动作 （2）前臂假肢穿脱训练：患者将前臂假肢置于桌上，固定带下垂于桌边，患肢的残端插入接受腔。将患肢上举，固定带在身后下垂，健侧上肢后伸，穿入固定带环内，完成假肢的穿戴 2. 假肢基本功能的操作训练 患者使前臂截肢者能在不同的屈肘位控制开手、闭手，使上臂截肢者能正确的、熟练地通过牵引线控制屈肘、伸肘、开手、闭手 3. 日常生活活动和工作能力的训练 包括捏取、握取、勾取各种日常生活用品及穿衣、吃饭、如厕等日常活动的完成			
	下肢假肢的使用训练（35分） 1. 正确地穿戴假肢 小腿截肢者，应注意残肢穿入接受腔后使股骨内髁中心与膝关节铰链中心相对应，残肢的承重部位与接受腔相符合。大腿截肢者，应注意使残肢穿入接受腔，站立时能使坐骨结节部位承重，然后再固定悬吊装置 2. 站立平衡训练 通常是患者从扶双拐练习假肢与健肢均衡承重开始，然后练习身体重心移动和单侧肢体站立而保持平衡 3. 平行杠内训练 ①假肢内外旋动作：患者健肢支撑体重，假肢伸向前方，以足跟或足尖为轴心，做内旋、外旋动作 ②体重移置运动：患者以立正姿势站立，体重由健侧移至假肢侧，再移至健肢侧，交替移动，要求肩部、骨盆平行移动 ③交替膝关节运动：患者使假肢从地面抬起时，要充分控制膝的屈曲。当健肢伸屈时，要防止假肢突然屈膝			

续表

评价内容	自评	小组互评	教师评分
职业技能 ④ 向前步行、立稳：患者体重移向假肢一侧，健肢向前跨一步，此时必须保持假肢直立，健肢支撑体重。假肢开始向前跨步，此时屈曲残肢侧髋关节，使假肢的膝关节自由屈曲摆动，然后带动小腿部向前。假肢向前时，足跟落在健足劳，此时残肢应抵住接受腔后壁，待膝充分伸直时，体重逐步移到假肢一侧 ⑤ 侧方步行：患者使用假肢承重，健肢向外伸展，体重移到健侧，假肢跟着靠近健足			
评价得分（100分）			

【改进建议】

实训 5-2 辅助器具、助行器与轮椅

【实训名称】辅助器具、助行器与轮椅。

【实训学时】2 学时。

【实训目的】

1. 知识目标：掌握矫形器的作用及辅助器具、助行器与轮椅的分类。

2. 能力目标：学会辅助器具、助行器与轮椅的临床应用。

3. 思政目标：学会与患者进行有效的医患沟通，培养学生良好的人文关怀和爱岗敬业精神。

【实训内容】

掌握各种类型床—轮椅的转移和腋杖的使用。

【实训准备】

1. 实训用品：PT 床、平行杆、轮椅、手杖、步行器等（根据治疗者的治疗方法各自选用）。

2. 实训病例：李某，男，33 岁。三月前因车祸入院急诊治疗，因伤势过重不得不进行双下肢截肢。为了方便患者之后的生活，实现生活自理，患者及家属希望为其量身定做合适的轮椅。

3. 问题：配得轮椅后，如何对该患者进行指导训练？

【实训步骤】

1. 教师讲授关于助行器与轮椅使用的理论基础知识，选取助行器和轮椅进行实际演示。同时强调操作过程中的注意事项。

2. 学生分组运用各类型助行器训练，教师巡视指导。

3. 共同讨论操作过程中的问题，教师答疑解惑。

4. 学生按照实训内容完成实训报告和实训评价。

【实训注意事项】

1. 助行器与轮椅的选择因人而异，因环境而异。

2. 对于初次使用辅助器具的患者，应该注意保护，以免摔伤。

3. 经常检查助行器及轮椅，保持良好的性能，确保患者安全。

4. 自行操作时，严禁在斜坡处休息。

5. 行进过程中注意观察患者是否有不适症状。

【实训报告】

专业		班级	
姓名		学号	
实训内容			
实训目的			
实训器材			
实训步骤			
病例讨论结果			
实训体会			

【实训评价】

	评价内容	自评	小组互评	教师评分
职业素养	仪容仪表（6分）			
	学习态度（6分）			
	自主探究（6分）			
	团队协作（6分）			
	医患沟通（6分）			
职业技能	协助患者进行床—轮椅的转移（10分） 将轮椅推至床边，使椅背与床尾齐平，将脚踏板翻起，拉起双侧车闸以固定车轮。推轮椅时，嘱患者手扶轮椅扶手，尽量靠后坐。患者身体勿向前倾，协助患者下轮椅时，固定好轮椅，翻起脚踏板，轮椅与床之间的夹角是45°			
	使用轮椅上下坡（10分） 上坡：身体前倾，可以防止后翻 下坡：倒转轮椅，使轮椅缓慢下行，伸展头部和肩部并向后靠			
	腋杖的使用（50分） 1. 摆至步 患者同时伸出两侧的腋杖，支持的手柄向前支撑，并向前摆动身体，使双足同时拖地向前，到达腋杖的落地点附近 2. 摆过步 患者同时向前方伸出两侧的腋杖，使身体的重心前移。利用上肢支撑手柄使双足离地，下肢向前摆动，双足在腋杖着地的前方着地，再将两侧的腋杖向前方伸出取得平衡 3. 四点步行 患者先伸出左侧腋杖，再迈出右脚，再伸出右侧腋杖，再迈左脚 4. 三点步行 患者同时伸出两侧腋杖，并先落地后迈出患侧足或者是不能负重的足，最后在伸出对侧足或者是健侧足 5. 两点步行 患者同时伸出一侧腋杖和对侧足作为第一着地点，然后再向前伸出另一侧腋杖和另一侧足作为第二着地点如此反复行进			
	评价得分（100分）			

【改进建议】

模块三

常见疾病康复

项目1 神经疾病康复

实训1-1 脑卒中急性期康复（1）

【实训名称】脑卒中急性期康复。

【实训学时】2学时。

【实训目的】

1. 知识目标：掌握脑卒中急性期的功能障碍、评定方法与康复治疗方法。

2. 能力目标：具备独立进行脑卒中急性期的问诊、评定技术与康复治疗技术的能力。

3. 思政目标：学会进行有效的医患沟通、关爱患者，树立良好的医德医风。

【实训内容】

1. 进行脑卒中急性期患者的问诊：关注发病时的表现与症状、病程进展（尤其是昏迷程度及时间）、有无既往史等。

2. 进行脑卒中急性期患者的评定。

（1）视诊：患侧肢体皮肤情况（色泽、粗糙程度、红、肿、瘀等）、患侧肢体姿势，以及有无畸形、患侧肢体有无肿胀或萎缩。

（2）触诊：皮温、肌容积、有无压痛点及部位。

（3）疼痛的评定：有无疼痛，如有则明确SAND。

（4）肢体围度测量：患侧若无明显肿胀或萎缩则可不进行。

（5）综合评估：Brunnstrom六分期评定。

（6）感觉功能评定：浅、深、复合感觉评定、有无单侧忽略或偏盲。

（7）日常生活活动能力评定。

（8）心理评定。

（9）并发症评估：有无肩半脱位、关节粘连挛缩、压疮、深静脉血栓、体位性低血压等。

（10）根据问诊判断是否需要进行认知功能评定、言语语言功能评定、吞咽障碍评估。

3. 进行脑卒中急性期患者的康复治疗。

（1）良肢位摆放：仰卧位、健侧卧位、患侧卧位。

（2）物理因子治疗：肢体压力治疗仪、神经肌肉电刺激治疗仪、肌电生物反馈仪等。

（3）体位适应性训练：床头摇起、起立床站立，预防体位性低血压。

（4）患侧关节活动度训练：被动或辅助。

（5）神经发育疗法：Brunnstrom 或 Bobath 技术任选其一；Rood 技术。

（6）中医传统疗法。

【实训准备】

1. 实训物品：PT 床、量角器、直尺、皮尺、棉签、大头针、分脚叩诊锤、软毛刷、软枕、肢体压力治疗仪、神经肌肉电刺激治疗仪、肌电生物反馈仪、起立床等。

2. 实训病例：李某，男，44 岁。因"左侧肢体无力 3 天"入院。患者于 3 天前晨起时突然出现恶心、呕吐，后出现左侧肢体无力，急诊行头颅 CT 检查显示右侧基底节区脑出血。给予降颅压、控制血压等治疗后症状逐步好转。3 天后转入神经内科行药物治疗的同时开始床边康复，左侧肢体逐渐恢复活动。为进一步康复治疗，转入康复科。患者有高血压病史 5 年，平时血压维持在 160/90mmHg 左右。

查体：神志清楚，语言流利，对答基本切题，可理解所问问题，定向力可，左侧轻微中枢性面瘫。左侧肢体 Brunnstrom 分期：上肢 I 期、手 I 期、下肢 II 期。

【实训步骤】

1. 学生分组对提供的脑卒中急性期病例进行分析讨论。讨论内容包括脑卒中急性期病例的康复问题、康复评定和康复治疗方法。

2. 针对具体疾病类型制定康复治疗计划与方案。

3. 学生每 2 人或 4 人一组，进行角色扮演，一人扮演患者，一人扮演治疗者，练习脑卒中急性期患者问诊、康复评定和康复治疗的方法。

（1）脑卒中急性期患者的问诊：关注发病时的表现与症状、病程进展（尤其是昏迷程度及时间）、有无既往史等。

（2）脑卒中急性期患者的康复功能评定。

（3）记录评定结果并进行分析。

（4）确定脑卒中急性期的康复问题、康复治疗目标，制定康复治疗方案。

（5）脑卒中急性期的康复方法。

4. 完成实训报告，并进行自评与小组互评。

【实训注意事项】

1. 培养良好的医患沟通能力，引导患者树立康复意识、康复自信心。

2. 训练过程中密切监测患者血压，预防二次卒中。

3. 急性期康复时应当重点防范并发症。

【实训报告】

专业		班级	
姓名		学号	
实训内容			
实训目的			
实训器材			
实训步骤			

问诊	评定	康复问题	康复目标及治疗
实训体会			

【实训评价】

评价内容		自评	小组互评	教师评分
职业素养	仪容仪表（5分）			
	学习态度（5分）			
	自主探究（5分）			
	团队协作（5分）			
	医患沟通（5分）			
职业技能	问诊：患者基本信息、主诉、病因、现病史、既往史、防备性问题、个人与社会史、康复期望值（20分）			
	评定：视诊、触诊、疼痛的评定、肢体围度测量、综合评估（Brunnstrom 六分期评定）、感觉功能评定、日常生活活动能力评定、心理评定、并发症评估等（20分）			
	确定脑卒中急性期患者的康复问题（5分），制定康复目标（5分）			
	康复方法：良肢位摆放、物理因子治疗、体位适应性训练、患侧关节活动度训练、神经发育疗法、中医传统疗法（20分）			
	顺序清晰，思路合理（5分）			
评价得分（100分）				

【改进建议】

◉ 实训 1-2 脑卒中急性期康复（2）

【实训名称】脑卒中急性期康复。

【实训学时】2 学时。

【实训目的】

1. 知识目标：掌握脑卒中急性期的功能障碍、评定方法与康复治疗方法。

2. 能力目标：具备独立进行脑卒中急性期的问诊、评定技术与康复治疗技术的能力。

3. 思政目标：学会进行有效的医患沟通、关爱患者，树立良好的医德医风。

【实训内容】

1. 进行脑卒中急性期患者的问诊：关注发病时的表现与症状、病程进展（尤其是昏迷程度及时间）、有无既往史等。

2. 进行脑卒中急性期患者的评定。

（1）视诊：患侧肢体皮肤情况（色泽、粗糙程度、红、肿、瘀等）、患侧肢体姿势以及有无畸形、患侧肢体有无肿胀或萎缩。

（2）触诊：皮温、肌容积、有无压痛点及部位。

（3）疼痛的评定：有无疼痛，如有则明确 SAND。

（4）肢体围度测量：患侧若无明显肿胀或萎缩则可不进行。

（5）综合评估：Brunnstrom 六分期评定。

（6）感觉功能评定：浅、深、复合感觉评定、有无单侧忽略或偏盲。

（7）日常生活活动能力评定。

（8）心理评定。

（9）并发症评估：有无肩半脱位、关节粘连挛缩、压疮、深静脉血栓、体位性低血压等。

（10）根据问诊判断是否需要进行认知功能评定、言语语言功能评定、吞咽障碍评估。

3. 进行脑卒中急性期患者的康复治疗。

（1）良肢位摆放：仰卧位、健侧卧位、患侧卧位。

（2）物理因子治疗：肢体压力治疗仪、神经肌肉电刺激治疗仪、肌电生物反馈仪等。

（3）体位适应性训练：床头摇起、起立床站立，预防体位性低血压。

（4）患侧关节活动度训练：被动或辅助。

（5）神经发育疗法：Brunnstrom 或 Bobath 技术任选其一；Rood 技术。

（6）中医传统疗法。

【实训准备】

1. 实训物品：PT 床、量角器、直尺、皮尺、棉签、大头针、分脚叩诊锤、软毛刷、软枕、肢体压力治疗仪、神经肌肉电刺激治疗仪、肌电生物反馈仪、起立床等。

2. 实训病例：梁某，男性，58 岁。患者于 4 天前无明显诱因出现左侧肢体活动无力，急诊以"短暂性脑缺血发作"给予对症治疗，症状完全缓解后返回家中观察。次日晨起再次出现左侧肢体活动无力，症状加重，遂再次送入医院急诊，以"脑梗死"收入神经内科治疗，给予对症支持营养等药物治疗和床边康复治疗后，病情逐渐稳定。现患者左侧肢体活动不利，吞咽困难。

查体：言语流利，对答切题，生命体征平稳，心肺功能未见异常。MMSE 评分 24 分。Brunnstrom 分期：左上肢 I 期、左手 I 期、下肢 II 期。

【实训步骤】

1. 学生分组对提供的脑卒中急性期病例进行分析讨论。讨论内容包括脑卒中急性期病例的康复问题、康复评定和康复治疗方法。

2. 针对具体疾病类型制定康复治疗计划与方案。

3. 学生每 2 人或 4 人一组，进行角色扮演，一人扮演患者，一人扮演治疗者，练习脑卒中急性期患者问诊、康复评定和康复治疗的方法。

（1）脑卒中急性期患者的问诊。

（2）脑卒中急性期患者的康复功能评定。

（3）记录评定结果并进行分析。

（4）确定脑卒中急性期的康复问题、康复治疗目标，制定康复治疗方案。

（5）脑卒中急性期的康复方法。

4. 完成实训报告，并进行自评与小组互评。

【实训注意事项】

1. 培养良好的医患沟通能力，引导患者树立康复意识、康复自信心。

2. 患者存在短暂性脑缺血发作病史，注意预防脑卒中再次复发。

3. 急性期康复时应当重点防范并发症。

【实训报告】

专业		班级	
姓名		学号	
实训内容			
实训目的			
实训器材			
实训步骤			

问诊	评定	康复问题	康复目标及治疗

实训体会	

【实训评价】

评价内容		自评	小组互评	教师评分
职业素养	仪容仪表（5分）			
	学习态度（5分）			
	自主探究（5分）			
	团队协作（5分）			
	医患沟通（5分）			
职业技能	问诊：患者基本信息、主诉、病因、现病史、既往史、防备性问题、个人与社会史、康复期望值（20分）			
	评定：视诊、触诊、疼痛的评定、肢体围度测量、综合评估（Brunnstrom六分期评定）、感觉功能评定、日常生活活动能力评定、心理评定、并发症评估等（20分）			
	确定脑卒中急性期患者的康复问题（5分） 制定康复目标（5分）			
	康复治疗：良肢位摆放、物理因子治疗、体位适应性训练、患侧关节活动度训练、神经发育疗法、中医传统疗法（20分）			
	顺序清晰，思路合理（5分）			
评价得分（100分）				

【改进建议】

⊙ 实训1-3 脑卒中恢复期康复（1）

【实训名称】脑卒中恢复早期康复。

【实训学时】2学时。

【实训目的】

1. 知识目标：掌握脑卒中恢复早期的功能障碍、评定方法与康复治疗方法。

2. 能力目标：具备独立进行脑卒中恢复早期的问诊、评定技术与康复治疗技术的能力。

3. 思政目标：培养学生关爱患者的职业素养，建立生物-心理-社会-环境的现代医学模式。

【实训内容】

1. 进行脑卒中恢复早期患者的问诊：关注发病时的表现与症状、病程进展（尤其是昏迷程度及时间）、有无既往史等。

2. 进行脑卒中恢复早期患者的评定。

（1）视诊：患侧肢体皮肤情况（色泽、粗糙程度、红、肿、瘀等），患侧肢体姿势以及有无畸形，患侧肢体有无肿胀或萎缩。

（2）触诊：皮温、肌容积、有无压痛点及部位。

（3）疼痛的评定：有无疼痛，如有则明确SAND。

（4）肢体围度测量：患侧若无明显肿胀或萎缩则可不进行。

（5）综合评估：Brunnstrom六分期评定。

（6）感觉功能评定：浅、深、复合感觉评定；有无单侧忽略或偏盲。

（7）运动功能评定：关节活动度评定、痉挛评定、平衡功能评定、站立平衡≥2级可进行步行能力及步态评定。

（8）日常生活活动能力评定。

（9）心理评定。

（10）并发症评估：有无肩半脱位、关节粘连挛缩、压疮、深静脉血栓等。

（11）根据问诊判断是否需要进行认知功能评定、言语语言功能评定、吞咽障碍评估。

3. 进行脑卒中恢复早期患者的康复治疗。

（1）继续开展脑卒中急性期康复。

（2）补充治疗：神经发育疗法；患侧关节活动度训练（辅助或被动关节活动度训练、关节松动），床上、床边体位转移训练，软组织牵伸技术，平衡功能训练，负重及站立训练。

（3）视具体病情是否开展认知、言语语言、吞咽功能训练。

【实训准备】

1. 实训物品：PT 床、量角器、直尺、皮尺、棉签、大头针、分脚叩诊锤、软毛刷、软枕、肢体压力治疗仪、神经肌肉电刺激治疗仪、肌电生物反馈仪、轮椅、站立架等。

2. 实训病例：李某，男，44 岁。因"左侧肢体无力半月"入院。患者于半月前晨起时突然出现恶心、呕吐，后出现左侧肢体无力，急诊行头颅 CT 检查显示：右侧基底节区脑出血。给予降颅压、控制血压等治疗后症状逐步好转。3 天后转入神经内科行药物治疗的同时开始床边康复，左侧肢体逐渐恢复活动。为进一步康复治疗，转入康复科。患者有高血压病史 5 年，平时血压维持在 160/90mmHg 左右。

查体：神志清楚，语言流利，对答基本切题，可理解所问问题，定向力可，左侧轻微中枢性面瘫。左侧肢体 Brunnstrom 上肢Ⅲ期，手Ⅲ期，下肢Ⅳ期。

【实训步骤】

1. 学生分组对提供的脑卒中恢复早期病例进行分析讨论。讨论内容包括脑卒中恢复早期病例的康复问题、康复评定和康复治疗方法。

2. 针对具体疾病类型制定康复治疗计划与方案。

3. 学生每 2 人或 4 人一组，进行角色扮演，一人扮演患者，一人扮演治疗者，练习脑卒中恢复早期患者问诊、康复评定和康复治疗的方法。

（1）脑卒中恢复早期患者的问诊。

（2）脑卒中恢复早期患者的康复功能评定。

（3）记录评定结果并进行分析。

（4）确定脑卒中恢复早期的康复问题、康复治疗目标，制定康复治疗方案。

（5）脑卒中恢复早期的康复方法。

4. 完成实训报告，并进行自评与小组互评。

【实训注意事项】

1. 培养良好的医患沟通能力，引导患者树立康复意识、康复自信心。

2. 训练过程中注意监测患者血压。

3. 制定适宜的短期、长期康复目标。

【**实训报告**】

专业		班级	
姓名		学号	
实训内容			
实训目的			
实训器材			
实训步骤			
问诊	评定	康复问题	康复目标及治疗
实训体会			

【实训评价】

评价内容		自评	小组互评	教师评分
职业素养	仪容仪表（5分）			
	学习态度（5分）			
	自主探究（5分）			
	团队协作（5分）			
	医患沟通（5分）			
职业技能	问诊：患者基本信息、主诉、病因、现病史、既往史、防备性问题、个人与社会史、康复期望值（20分）			
	评定：视诊、触诊、疼痛的评定、肢体围度测量、综合评估（Brunnstrom 六分期评定）、感觉功能评定、运动功能评定、日常生活活动能力评定、心理评定、并发症评估等（20分）			
	确定脑卒中恢复早期患者的康复问题（5分），制定康复目标（5分）			
	康复治疗：继续开展脑卒中急性期康复、补充治疗等（20分）			
	顺序清晰，思路合理（5分）			
评价得分（100分）				

【改进建议】

实训 1-4　脑卒中恢复期康复（2）

【实训名称】脑卒中恢复中期康复。

【实训学时】2学时。

【实训目的】

1. 知识目标：掌握脑卒中恢复中期的功能障碍、评定方法与康复治疗方法。

2. 能力目标：具备独立进行脑卒中恢复中期的问诊、评定技术与康复治疗技术的能力。

3. 思政目标：培养学生关爱患者的职业素养，建立生物–心理–社会–环境的现代医学模式。

【实训内容】

1. 进行脑卒中恢复中期患者的问诊：关注发病时的表现与症状、病程进展（尤其是昏迷程度及时间）、有无既往史等。

2. 进行脑卒中恢复中期患者的评定。

（1）视诊：患侧肢体皮肤情况（色泽、粗糙程度、红、肿、瘀等），患侧肢体姿势以及有无畸形，患侧肢体有无肿胀或萎缩。

（2）触诊：皮温、肌容积、有无压痛点及部位。

（3）疼痛的评定：有无疼痛，如有则明确 SAND。

（4）肢体围度测量：患侧若无明显肿胀或萎缩则可不进行。

（5）综合评估：Brunnstrom 六分期评定。

（6）感觉功能评定：浅、深、复合感觉评定；有无单侧忽略或偏盲。

（7）运动功能评定：关节活动度评定、痉挛评定、平衡功能评定、站立平衡≥2级可进行步行能力及步态评定。

（8）日常生活活动能力评定。

（9）心理评定。

（10）并发症评估：有无肩半脱位、关节粘连挛缩、压疮、深静脉血栓等。

（11）根据问诊判断是否需要进行认知功能评定、言语语言功能评定、吞咽障碍评估。

3. 进行脑卒中恢复中期患者的康复治疗。

（1）继续开展脑卒中急性期康复。

（2）补充治疗：神经发育疗法；患侧关节活动度训练（辅助或被动关节活动度训练、关节松动），床上、床边体位转移训练，软组织牵伸技术，平衡功能训练，负重及站立训练。

（3）视具体病情是否开展认知、言语语言、吞咽功能训练。

【实训准备】

1. 实训物品：PT 床、量角器、直尺、皮尺、棉签、大头针、分脚叩诊锤、软毛刷、软枕、肢体压力治疗仪、神经肌肉电刺激治疗仪、轮椅、站立架、木插板、滚筒、手指阶梯等。

2. 实训病例：李某，男，44 岁。因"左侧肢体无力 1 个月"入院。患者于 1 个月前晨起时突然出现恶心、呕吐，后出现左侧肢体无力，急诊行头颅 CT 检查显示右侧基底节区脑出血。给予降颅压、控制血压等治疗后症状逐步好转。3 天后转入神经内科行药物治疗的同时开始床边康复，左侧肢体逐渐恢复活动。为进一步康复治疗，转入康复科。患者有高血压病史 5 年，平时血压维持在 160/90mmHg 左右。

查体：神志清楚，语言流利，对答基本切题，可理解所问问题，定向力可，左侧轻微中枢性面瘫。左侧肢体 Brunnstrom 上肢Ⅳ期，手Ⅳ期，下肢Ⅴ期。

【实训步骤】

1. 学生分组对提供的脑卒中恢复中期病例进行分析讨论。讨论内容包括脑卒中恢复中期病例的康复问题、康复评定和康复治疗方法。

2. 针对具体疾病类型制定康复治疗计划与方案。

3. 学生每 2 人或 4 人一组，进行角色扮演，一人扮演患者，一人扮演治疗者，练习脑卒中恢复中期患者问诊、康复评定和康复治疗的方法。

（1）脑卒中恢复中期患者的问诊。

（2）脑卒中恢复中期患者的康复功能评定。

（3）记录评定结果并进行分析。

（4）确定脑卒中恢复中期的康复问题、康复治疗目标，制定康复治疗方案。

（5）脑卒中恢复中期的康复方法。

4. 完成实训报告，并进行自评与小组互评。

【实训注意事项】

1. 培养良好的医患沟通能力，引导患者树立康复意识、康复自信心。

2. 训练过程中注意监测患者血压。

3. 建立医疗风险防范意识，训练过程中防止患者跌倒。

【实训报告】

专业		班级	
姓名		学号	
实训内容			
实训目的			
实训器材			
实训步骤			

问诊	评定	康复问题	康复目标及治疗

实训体会	

【实训评价】

评价内容		自评	小组互评	教师评分
职业素养	仪容仪表（5分）			
	学习态度（5分）			
	自主探究（5分）			
	团队协作（5分）			
	医患沟通（5分）			
职业技能	问诊：患者基本信息、主诉、病因、现病史、既往史、防备性问题、个人与社会史、康复期望值（20分）			
	评定：视诊、触诊、疼痛的评定、肢体围度测量、综合评估（Brunnstrom六分期评定）、感觉功能评定、运动功能评定、日常生活活动能力评定、心理评定、并发症评估等（20分）			
	确定脑卒中恢复中期患者的康复问题（5分）制定康复目标（5分）			
	康复治疗：继续开展脑卒中恢复中期康复、补充治疗等（20分）			
	顺序清晰，思路合理（5分）			
评价得分（100分）				

【改进建议】

⦿ 实训 1-5　颅脑损伤康复（1）

【实训名称】颅脑损伤急性期康复。

【实训学时】2 学时。

【实训目的】

1. 知识目标：掌握颅脑损伤急性期的功能障碍、评定方法与康复治疗方法。

2. 能力目标：具备独立进行颅脑损伤急性期的问诊、评定技术与康复治疗技术的能力。

3. 思政目标：学会进行有效的医患沟通、关爱患者，树立良好的医德医风。

【实训内容】

1. 进行颅脑损伤急性期患者的问诊：关注损伤机制、昏迷程度及时间、治疗方式等。

2. 进行颅脑损伤急性期患者的评定。

（1）视诊：患侧肢体皮肤情况、患侧肢体姿势以及有无畸形、患侧肢体有无肿胀或萎缩。

（2）触诊：皮温、肌容积（肌张力）、有无压痛点及部位。

（3）颅脑损伤严重程度评定：使用 GCS 判定昏迷程度，结合昏迷时间。

（4）疼痛的评定：有无疼痛，如有则明确 SAND。

（5）肢体围度测量：患侧若无明显肿胀或萎缩则可不进行。

（6）认知筛查与认知功能评定。

（7）情绪情感障碍评定（心理评定）。

（8）感觉功能评定：浅、深、复合感觉评定；有无单侧忽略或偏盲。

（9）运动功能评定：Brunnstrom 六分期评定。

（10）日常生活活动能力评定。

（11）并发症评估：有无肩半脱位、粘连挛缩、压疮、深静脉血栓、体位性低血压等。

（12）根据问诊判断是否需要进行言语语言功能评定、吞咽障碍评估。

3. 进行颅脑损伤急性期患者的康复治疗。

（1）综合促醒治疗。

（2）物理因子治疗：肢体压力治疗仪、神经肌肉电刺激治疗仪、高压氧治疗等。

（3）良肢位摆放：仰卧位、健侧卧位、患侧卧位，可结合夹板与矫形器。

（4）患侧关节活动度训练：被动或辅助。

（5）认知与情绪情感功能康复：清醒后进行。

【实训准备】

1. 实训物品：PT 床、量角器、直尺、皮尺、棉签、大头针、分脚叩诊锤、软毛刷、软枕、肢体压力治疗仪、神经肌肉电刺激治疗仪、肌电生物反馈仪、高压氧治疗、夹板、矫形器等。

2. 实训病例：于某，男性，59 岁。因 "5 天前车祸致颅脑损伤" 入院。患者 5 天前上班途中车祸撞击脑部，突然出现头痛头晕伴呕吐，有呼唤睁眼和遵嘱运动，言语模糊，急诊行颅脑 CT 检查示 "多脑室出血、蛛网膜下腔出血"。给予 "侧脑室穿刺引流术，小脑蚓血肿穿刺引流术，腰大池置管引流术"，术后对症支持治疗，现转入我科。

查体：神志清，精神可，对答不切题。GCS 评分 12 分。生命体征平稳，心肺未见异常。Brunnstrom 左上肢 I 期，左手 I 期，左下肢 I 期。

【实训步骤】

1. 学生分组对提供的颅脑损伤急性期病例进行分析讨论。讨论内容包括颅脑损伤急性期病例的康复问题、康复评定和康复治疗方法。

2. 针对具体疾病类型制定康复治疗计划与方案。

3. 学生每 2 人或 4 人一组，进行角色扮演，一人扮演患者，一人扮演治疗者，练习颅脑损伤急性期患者问诊、康复评定和康复治疗的方法。

（1）颅脑损伤急性期患者的问诊。

（2）颅脑损伤急性期患者的康复功能评定。

（3）记录评定结果并进行分析。

（4）确定颅脑损伤急性期的康复问题、康复治疗目标，制定康复治疗方案。

（5）脑卒中急性期的康复方法。

4. 完成实训报告，并进行自评与小组互评。

【实训注意事项】

1. 视诊需重点观察患者车祸伤口、手术伤口愈合情况。

2. 对于颅脑损伤患者，急性期康复重点为意识状态、认知功能康复。

3. 注意预防并发症的出现，密切监测患者生命体征。

【实训报告】

专业		班级	
姓名		学号	
实训内容			
实训目的			
实训器材			
实训步骤			

问诊	评定	康复问题	康复目标及治疗

实训体会	

【实训评价】

评价内容		自评	小组互评	教师评分
职业素养	仪容仪表（5分）			
	学习态度（5分）			
	自主探究（5分）			
	团队协作（5分）			
	医患沟通（5分）			
职业技能	问诊：患者基本信息、主诉、病因、现病史、既往史、防备性问题、个人与社会史、康复期望值（20分）			
	评定：视诊、触诊、颅脑损伤严重程度评定、疼痛的评定、肢体围度测量、认知筛查与认知功能评定、情绪情感障碍评定（心理评定）、感觉功能评定、运动功能评定、日常生活活动能力评定、并发症评估等（20分）			
	确定颅脑损伤急性期患者的康复问题（5分），制定康复目标（5分）			
	康复治疗：综合促醒治疗、物理因子治疗、良肢位摆放、患侧关节活动度训练、认知与情绪情感功能康复（20分）			
	顺序清晰，思路合理（5分）			
评价得分（100分）				

【改进建议】

⊙ 实训1-6 颅脑损伤康复（2）

【实训名称】颅脑损伤恢复期康复。

【实训学时】2学时。

【实训目的】

1. 知识目标：掌握颅脑损伤恢复期的功能障碍、评定方法与康复治疗方法。

2. 能力目标：具备独立进行颅脑损伤恢复期的问诊、评定技术与康复治疗技术的能力。

3. 思政目标：培养学生关爱患者的职业素养，建立生物–心理–社会–环境的现代医学模式。

【实训内容】

1. 进行颅脑损伤恢复期患者的问诊：关注损伤机制、昏迷程度及时间、治疗方式等。

2. 进行颅脑损伤恢复期患者的评定。

（1）视诊：患侧肢体皮肤情况、患侧肢体姿势及有无畸形、患侧肢体有无肿胀或萎缩。

（2）触诊：皮温、肌容积（肌张力）、有无压痛点及部位。

（3）颅脑损伤严重程度评定：使用GCS判定昏迷程度，结合昏迷时间。

（4）疼痛的评定：有无疼痛，如有则明确SAND。

（5）肢体围度测量：患侧若无明显肿胀或萎缩则可不进行。

（6）认知筛查与认知功能评定。

（7）情绪情感障碍评定（心理评定）。

（8）感觉功能评定：浅、深、复合感觉评定；有无单侧忽略或偏盲。

（9）运动功能评定：Brunnstrom六分期评定。

（10）日常生活活动能力评定。

（11）并发症评估：有无肩半脱位、粘连挛缩、压疮、深静脉血栓、体位性低血压等。

（12）根据问诊判断是否需要进行言语语言功能评定、吞咽障碍评估。

3. 进行颅脑损伤恢复期患者的康复治疗。

（1）综合促醒治疗。

（2）物理因子治疗：肢体压力治疗仪、神经肌肉电刺激治疗仪、高压氧治疗等。

（3）良肢位摆放：仰卧位、健侧卧位、患侧卧位，可结合夹板与矫形器。

（4）患侧关节活动度训练：被动或辅助。

（5）认知与情绪情感功能康复：清醒后进行。

【实训准备】

1. 实训物品：PT床、量角器、直尺、皮尺、棉签、大头针、分脚叩诊锤、软毛刷、软枕、肢体压力治疗仪、神经肌肉电刺激治疗仪、卡片、秒表、手电筒、积木、轮椅、站立架等。

2. 实训病例：于某，男性，59岁。因"3个月前车祸致颅脑损伤"入院。患者3个月前上班途中车祸撞击脑部，突然出现头痛头晕伴呕吐，有呼唤睁眼和遵嘱运动，言语模糊，急诊行颅脑CT检查示"多脑室出血、蛛网膜下腔出血"。给予"侧脑室穿刺引流术，小脑蚓血肿穿刺引流术，腰大池置管引流术"，术后对症支持治疗，现转入我科。

查体：神志清，精神可，言语流利，对答切题，GCS评分15分。生命体征平稳，心肺未见异常。Brunnstrom左上肢Ⅲ期，左手Ⅱ期，左下肢Ⅲ期。

【实训步骤】

1. 学生分组对提供的颅脑损伤恢复期病例进行分析讨论。讨论内容包括颅脑损伤恢复期病例的康复问题、康复评定和康复治疗方法。

2. 针对具体疾病类型制定康复治疗计划与方案。

3. 学生每2人或4人一组，进行角色扮演，一人扮演患者，一人扮演治疗者，练习颅脑损伤恢复期患者问诊、康复评定和康复治疗的方法。

（1）颅脑损伤恢复期患者的问诊：关注损伤机制、昏迷程度及时间、治疗方式等。

（2）颅脑损伤恢复期患者的康复功能评定。

（3）记录评定结果并进行分析。

（4）确定颅脑损伤恢复期的康复问题、康复治疗目标，制定康复治疗方案。

（5）颅脑损伤恢复期的康复方法。

4. 完成实训报告，并进行自评与小组互评。

【实训注意事项】

1. 视诊需重点观察患者车祸伤口、手术伤口愈合情况。

2. 注意预防并发症的出现。

3. 培养良好的医德医风，注意关怀患者的身心健康。

【实训报告】

专业		班级	
姓名		学号	
实训内容			
实训目的			
实训器材			
实训步骤			

问诊	评定	康复问题	康复目标及治疗
实训体会			

【实训评价】

	评价内容	自评	小组互评	教师评分
职业素养	仪容仪表（5分）			
	学习态度（5分）			
	自主探究（5分）			
	团队协作（5分）			
	医患沟通（5分）			
职业技能	问诊：患者基本信息、主诉、病因、现病史、既往史、防备性问题、个人与社会史、康复期望值（20分）			
	评定：视诊、触诊、颅脑损伤严重程度评定、疼痛的评定、肢体围度测量、认知筛查与认知功能评定、情绪情感障碍评定（心理评定）、感觉功能评定、运动功能评定、日常生活活动能力评定、并发症评估等（20分）			
	确定颅脑损伤恢复期患者的康复问题（5分） 制定康复目标（5分）			
	康复治疗：继续开展颅脑损伤恢复期康复、补充治疗、运动治疗等（20分）			
	顺序清晰，思路合理（5分）			
评价得分（100分）				

【改进建议】

⊙ 实训 1-7 脊髓损伤四肢瘫康复（1）

【实训名称】脊髓损伤四肢瘫急性期康复。

【实训学时】2 学时。

【实训目的】

1. 知识目标：掌握脊髓损伤四肢瘫急性期的功能障碍、评定方法与康复治疗方法。

2. 能力目标：具备独立进行脊髓损伤四肢瘫急性期问诊、评定与康复治疗技术的能力。

3. 思政目标：学会进行有效的医患沟通、关爱患者，树立良好的医德医风。

【实训内容】

1. 进行脊髓损伤四肢瘫急性期患者的问诊：关注损伤机制、脊髓休克持续时间等。

2. 进行脊髓损伤四肢瘫急性期患者的评定。

（1）视诊：四肢及躯干皮肤情况、肢体姿势以及有无畸形、肢体有无肿胀或萎缩。

（2）触诊：皮温、肌容积（肌张力）、有无压痛点及部位。

（3）脊髓损伤平面评定：使用附件 1 进行记录。

（4）脊髓损伤程度评定：ASIA 损伤分级。

（5）疼痛的评定：有无疼痛，如有则明确 SAND。

（6）肢体围度测量：患侧若无明显肿胀或萎缩则可不进行。

（7）其余运动功能评定：肌张力。

（8）二便功能评定。

（9）日常生活活动能力评定。

（10）预后评定。

（11）并发症评估：有无肩半脱位、粘连挛缩、压疮、深静脉血栓、体位性低血压等。

3. 进行脊髓损伤四肢瘫急性期患者的康复治疗。

（1）良肢位摆放，结合夹板、矫形器，防止痉挛、脱位等并发症。

（2）物理因子治疗：肢体压力、神经肌肉电刺激等理疗预防并发症，刺激肌肉收缩。

（3）体位适应性训练：床头摇起逐渐过渡至使用起立床，配合腹带、下肢缠绕弹力绷带。

（4）床上被动翻身训练，注意保护脊柱稳定性。

（5）无痛范围内进行关节保护和训练。

（6）心理康复。

【实训准备】

1. 实训物品：PT床、量角器、直尺、皮尺、棉签、大头针、分脚叩诊锤、软毛刷、软枕、肢体压力治疗仪、神经肌肉电刺激治疗仪、弹力绷带、腹带、起立床、夹板、矫形器等。

2. 实训病例：于某，男，48岁，建筑工人。患者因"四肢麻木无力，伴大小便失禁7天"入院。患者于7天前被重物砸伤颈部，导致四肢麻木无力，立即送至某市人民医院，行颈椎CT后以"颈部脊髓损伤"收住入院。入院后给予手术治疗，为求进一步康复来我科就诊。现患者仍有四肢活动不利伴感觉减退，饮食欠佳，睡眠欠佳，留置导尿，大便偶失禁。

查体：神志清，精神一般，言语清晰，对答切题。生命体征平稳，心肺功能未见异常。肛周皮肤有感觉，可见肛门收缩。

【实训步骤】

1. 学生分组对提供的脊髓损伤四肢瘫急性期病例进行分析讨论。讨论内容包括脊髓损伤四肢瘫急性期病例的康复问题、康复评定和康复治疗方法。

2. 针对具体疾病类型制定康复治疗计划与方案。

3. 学生每2人或4人一组，进行角色扮演，一人扮演患者，一人扮演治疗者，练习脊髓损伤四肢瘫急性期患者问诊、康复评定和康复治疗的方法。

（1）脊髓损伤四肢瘫急性期患者的问诊。

（2）脊髓损伤四肢瘫急性期患者的康复功能评定。

（3）记录评定结果并进行分析。

（4）确定脊髓损伤四肢瘫急性期的康复问题、康复治疗目标，制定康复治疗方案。

（5）脊髓损伤四肢瘫急性期的康复方法。

4. 完成实训报告，并进行自评与小组互评。

【实训注意事项】

1. 患者有明确的颈部脊柱损伤史，急性期需重点保护脊柱稳定性，防止二次损伤。

2. 注意预防泌尿系统感染、体位性低血压等并发症。

3. 脊髓损伤急性期需判断患者是否脱离脊髓休克期，以便进行损伤程度、损伤平面的评定。

4. 制定合理的长期康复目标。

【实训报告】

专业		班级	
姓名		学号	
实训内容			
实训目的			
实训器材			
实训步骤			

问诊	评定	康复问题	康复目标及治疗

实训体会	

【实训评价】

评价内容		自评	小组互评	教师评分
职业素养	仪容仪表（5分）			
	学习态度（5分）			
	自主探究（5分）			
	团队协作（5分）			
	医患沟通（5分）			
职业技能	问诊：患者基本信息、主诉、病因、现病史、既往史、防备性问题、个人与社会史、康复期望值（20分）			
	评定：视诊、触诊、脊髓损伤平面评定、脊髓损伤程度评定、疼痛的评定、肢体围度测量、其余运动功能评定、二便功能评定、日常生活活动能力评定、预后评定、并发症评估（20分）			
	确定脊髓损伤四肢瘫急性期患者的康复问题（5分），制定康复目标（5分）			
	康复治疗：良肢位摆放、物理因子治疗、体位适应性训练、床上被动翻身训练、无痛范围内进行关节保护和训练、心理康复（20分）			
	顺序清晰，思路合理（5分）			
评价得分（100分）				

【改进建议】

附件1 脊髓损伤四肢瘫损伤平面评定记录表

感觉平面	28 对关键点				运动平面	10 对关键肌	
	左侧		右侧			左侧	右侧
	轻触觉	针刺觉	轻触觉	针刺觉			
C2							
C3							
C4							
C5					C5		
C6					C6		
C7					C7		
C8					C8		
T1					T1		
T2							
T3							
T4							
T5							
T6							
T7							
T8							
T9							
T10							
T11							
T12							
L1							
L2					L2		
L3					L3		
L4					L4		
L5					L5		
S1					S1		
S2							
S3							
S4-5							
感觉平面					运动平面		

损伤平面：＿＿＿＿＿＿＿

损伤程度：＿＿＿＿＿＿＿

⊙ 实训 1-8　脊髓损伤四肢瘫康复（2）

【实训名称】脊髓损伤四肢瘫恢复期康复。

【实训学时】2 学时。

【实训目的】

1. 知识目标：掌握脊髓损伤四肢瘫恢复期的功能障碍、评定方法与康复治疗方法。

2. 能力目标：具备独立进行脊髓损伤四肢瘫恢复期问诊、评定与康复治疗技术的能力。

3. 思政目标：学会进行有效医患沟通、关爱患者，树立良好的医德医风。

【实训内容】

1. 进行脊髓损伤四肢瘫恢复期患者的问诊：关注损伤机制、脊髓休克持续时间等。

2. 进行脊髓损伤四肢瘫恢复期患者的评定。

（1）视诊：四肢及躯干皮肤情况、肢体姿势以及有无畸形、肢体有无肿胀或萎缩。

（2）触诊：皮温、肌容积（肌张力）、有无压痛点及部位。

（3）脊髓损伤平面评定：使用附件 1 进行记录。

（4）脊髓损伤程度评定：ASIA 损伤分级。

（5）疼痛的评定：有无疼痛，如有则明确 SAND。

（6）肢体围度测量：患侧若无明显肿胀或萎缩则可不进行。

（7）其余运动功能评定：肌张力。

（8）二便功能评定。

（9）日常生活活动能力评定。

（10）预后评定。

（11）并发症评估：有无肩半脱位、粘连挛缩、压疮、深静脉血栓、体位性低血压等。

3. 进行脊髓损伤四肢瘫恢复期患者的康复治疗。

（1）良肢位摆放，结合夹板、矫形器，防止痉挛、脱位等并发症。

（2）物理因子治疗：肢体压力、神经肌肉电刺激等理疗预防并发症，刺激肌肉收缩。

（3）体位适应性训练：床头摇起逐渐过渡至使用起立床，配合腹带、下肢缠绕弹力绷带。

（4）床上被动翻身训练，注意保护脊柱稳定性。

（5）无痛范围内进行关节保护和训练。

（6）心理康复。

【实训准备】

1. 实训物品：PT床、量角器、直尺、皮尺、棉签、大头针、分脚叩诊锤、软毛刷、软枕、肢体压力治疗仪、神经肌肉电刺激治疗仪、轮椅、助行架、腋杖、矫形器、支具等。

2. 实训病例：于某，男，48岁，建筑工人。患者因"四肢麻木无力，伴大小便失禁两月余"入院。患者于两个月前被重物砸伤颈部，导致四肢麻木无力，立即送至某市人民医院，行颈椎CT后以"颈部脊髓损伤"收住入院。入院后给予手术治疗，为求进一步康复来我科就诊。现患者仍有四肢活动不利伴感觉减退，饮食欠佳，睡眠欠佳，目前患者能平地驱动轮椅、辅助站立10分钟，但不能行走，留置导尿，大便偶失禁。

查体：神志清，精神一般，言语清晰，对答切题。生命体征平稳，心肺功能未见异常。自行驱动轮椅入病房，查体合作。肛周皮肤有感觉，可见肛门收缩。

【实训步骤】

1. 学生分组对提供的脊髓损伤四肢瘫恢复期病例进行分析讨论。讨论内容包括脊髓损伤四肢瘫恢复期病例的康复问题、康复评定和康复治疗方法。

2. 针对具体疾病类型制定康复治疗计划与方案。

3. 学生每2人或4人一组，进行角色扮演，一人扮演患者，一人扮演治疗者，练习脊髓损伤四肢瘫恢复期患者问诊、康复评定和康复治疗的方法。

（1）脊髓损伤四肢瘫恢复期患者的问诊：关注损伤机制、脊髓休克持续时间等。

（2）脊髓损伤四肢瘫恢复期患者的康复功能评定。

（3）记录评定结果并进行分析。

（4）确定脊髓损伤四肢瘫恢复期的康复问题、康复治疗目标，制定康复治疗方案。

（5）脊髓损伤四肢瘫恢复期的康复方法。

4. 完成实训报告，并进行自评与小组互评。

【实训注意事项】

1. 脊髓损伤恢复期患者需明确损伤程度、损伤平面，根据损伤平面以下感觉、肌力等级制定合适的短期、长期康复目标以及康复方案。

2. 在康复过程中，不仅仅局限于运动功能恢复，更要注重对于并发症的预防和处理。

3. 重视辅助器具、矫形器的应用以及环境改造的普及。

【实训报告】

专业		班级	
姓名		学号	
实训内容			
实训目的			
实训器材			
实训步骤			

问诊	评定	康复问题	康复目标及治疗

实训体会	

【实训评价】

评价内容		自评	小组互评	教师评分
职业素养	仪容仪表（5分）			
	学习态度（5分）			
	自主探究（5分）			
	团队协作（5分）			
	医患沟通（5分）			
职业技能	问诊：患者基本信息、主诉、病因、现病史、既往史、防备性问题、个人与社会史、康复期望值（20分）			
	评定：视诊、触诊、脊髓损伤平面评定、脊髓损伤程度评定、疼痛的评定、肢体围度测量、其余运动功能评定、二便功能评定、日常生活活动能力评定、预后评定、并发症评估（20分）			
	确定脊髓损伤四肢瘫恢复期患者的康复问题（5分），制定康复目标（5分）			
	康复治疗：物理因子治疗、运动治疗、ADL训练、心理康复（20分）			
	顺序清晰，思路合理（5分）			
评价得分（100分）				

【改进建议】

附件1　脊髓损伤四肢瘫损伤平面评定记录表

感觉平面	28 对关键点				运动平面	10 对关键肌	
	左侧		右侧			左侧	右侧
	轻触觉	针刺觉	轻触觉	针刺觉			
C2							
C3							
C4							
C5					C5		
C6					C6		
C7					C7		
C8					C8		
T1					T1		
T2							
T3							
T4							
T5							
T6							
T7							
T8							
T9							
T10							
T11							
T12							
L1							
L2					L2		
L3					L3		
L4					L4		
L5					L5		
S1					S1		
S2							
S3							
S4−5							
感觉平面					运动平面		

损伤平面：_____
损伤程度：_____

⊙ 实训 1-9　脊髓损伤截瘫康复（1）

【实训名称】脊髓损伤截瘫急性期康复。

【实训学时】2 学时。

【实训目的】

1. 知识目标：掌握脊髓损伤截瘫急性期的功能障碍、评定方法与康复治疗方法。

2. 能力目标：具备独立进行脊髓损伤截瘫急性期问诊、评定与康复治疗技术的能力。

3. 思政目标：培养学生关爱患者的职业素养，建立生物–心理–社会–环境的现代医学模式。

【实训内容】

1. 进行脊髓损伤截瘫急性期患者的问诊：关注损伤机制、脊髓休克持续时间等。

2. 进行脊髓损伤截瘫急性期患者的评定。

（1）视诊：四肢及躯干皮肤情况、肢体姿势以及有无畸形、肢体有无肿胀或萎缩。

（2）触诊：皮温、肌容积（肌张力）、有无压痛点及部位。

（3）脊髓损伤平面评定：使用附件 2 进行记录。

（4）脊髓损伤程度评定：ASIA 损伤分级。

（5）疼痛的评定：有无疼痛，如有则明确 SAND。

（6）肢体围度测量：患侧若无明显肿胀或萎缩则可不进行。

（7）其余运动功能评定：肌张力。

（8）二便功能评定。

（9）日常生活活动能力评定。

（10）预后评定。

（11）并发症评估：有无关节粘连挛缩、压疮、深静脉血栓、体位性低血压等。

3. 进行脊髓损伤截瘫急性期患者的康复治疗。

（1）良肢位摆放，结合夹板、矫形器，防止痉挛、脱位等并发症。

（2）物理因子治疗：肢体压力、神经肌肉电刺激等理疗预防并发症，刺激肌肉收缩。

（3）体位适应性训练：床头摇起逐渐过渡至使用起立床，配合腹带、下肢缠绕弹力绷带。

（4）运动治疗：床上被动翻身训练，注意保护脊柱稳定性；双上肢肌力训练，为今后使用助行器进行铺垫；损伤平面以下关节无痛范围内进行关节保护和训练。

（5）心理康复。

【实训准备】

1. 实训物品：PT床、量角器、直尺、皮尺、棉签、大头针、分脚叩诊锤、软毛刷、软枕、肢体压力治疗仪、神经肌肉电刺激治疗仪、弹力绷带、腹带、起立床、夹板、矫形器等。

2. 实训病例：刘某，男，33岁。因"双下肢活动不能伴二便困难6天"入院。患者于6天前因外伤致"T12椎体粉碎性骨折伴完全脱位"，导致双下肢不能活动，外院行"骨折复位+内固定术"。期间未做系统康复治疗。目前患者仍留置导尿管，大便可控制，便秘。

查体：神志清楚，言语清晰，生命体征平稳，心肺功能未见异常。

专科检查：脊柱无畸形，腰背部皮肤以T12椎体为中心见一长约20cm纵向手术伤口，球海绵体反射（阳性）。

【实训步骤】

1. 学生分组对提供的脊髓损伤截瘫急性期病例进行分析讨论。讨论内容包括脊髓损伤截瘫急性期病例的康复问题、康复评定和康复治疗方法。

2. 针对具体疾病类型制定康复治疗计划与方案。

3. 学生每2人或4人一组，进行角色扮演，一人扮演患者，一人扮演治疗者，练习脊髓损伤截瘫急性期患者问诊、康复评定和康复治疗的方法。

（1）脊髓损伤截瘫急性期患者的问诊。

（2）脊髓损伤截瘫急性期患者的康复功能评定。

（3）记录评定结果并进行分析。

（4）确定脊髓损伤截瘫急性期的康复问题、康复治疗目标，制定康复治疗方案。

（5）脊髓损伤截瘫急性期的康复方法。

4. 完成实训报告，并进行自评与小组互评。

【实训注意事项】

1. 患者有明确的颈部脊柱损伤史，急性期需重点保护脊柱稳定性，防止二次损伤。

2. 注意预防泌尿系统感染、体位性低血压等并发症。

3. 脊髓损伤急性期需判断患者是否脱离脊髓休克期，以便进行损伤程度、损伤平面的评定。

4. 制定合理的长期康复目标。

【实训报告】

专业		班级	
姓名		学号	
实训内容			
实训目的			
实训器材			
实训步骤			
问诊	评定	康复问题	康复目标及治疗
实训体会			

【实训评价】

	评价内容	自评	小组互评	教师评分
职业素养	仪容仪表（5分）			
	学习态度（5分）			
	自主探究（5分）			
	团队协作（5分）			
	医患沟通（5分）			
职业技能	问诊：患者基本信息、主诉、病因、现病史、既往史、防备性问题、个人与社会史、康复期望值（20分）			
	评定：视诊、触诊、脊髓损伤平面评定、脊髓损伤程度评定、疼痛的评定、肢体围度测量、其余运动功能评定、二便功能评定、日常生活活动能力评定、预后评定、并发症评估（20分）			
	确定脊髓损伤截瘫急性期患者的康复问题（5分），制定康复目标（5分）			
	康复治疗：良肢位摆放、物理因子治疗、体位适应性训练、运动治疗、心理康复（20分）			
	顺序清晰，思路合理（5分）			
评价得分（100分）				

【改进建议】

附件 2 脊髓损伤截瘫损伤平面评定记录表

感觉平面	28 对关键点				运动平面	10 对关键肌	
	左侧		右侧			左侧	右侧
	轻触觉	针刺觉	轻触觉	针刺觉			
C2							
C3							
C4							
C5					C5		
C6					C6		
C7					C7		
C8					C8		
T1					T1		
T2							
T3							
T4							
T5							
T6							
T7							
T8							
T9							
T10							
T11							
T12							
L1							
L2					L2		
L3					L3		
L4					L4		
L5					L5		
S1					S1		
S2							
S3							
S4-5							
感觉平面					运动平面		

损伤平面：_____
损伤程度：_____

实训1-10　脊髓损伤截瘫康复（2）

【实训名称】脊髓损伤截瘫恢复期康复。

【实训学时】2学时。

【实训目的】

1. 知识目标：掌握脊髓损伤截瘫恢复期的功能障碍、评定方法与康复治疗方法。

2. 能力目标：具备独立进行脊髓损伤截瘫恢复期问诊、评定与康复治疗技术的能力。

3. 思政目标：学会进行有效的医患沟通、关爱患者，树立良好的医德医风。

【实训内容】

1. 进行脊髓损伤截瘫恢复期患者的问诊：关注损伤机制、脊髓休克持续时间等。

2. 进行脊髓损伤截瘫恢复期患者的评定。

（1）视诊：四肢及躯干皮肤情况；肢体姿势以及有无畸形；肢体有无肿胀或萎缩。

（2）触诊：皮温；肌容积（肌张力）；有无压痛点及部位。

（3）脊髓损伤平面评定：使用附件2进行记录。

（4）脊髓损伤程度评定：ASIA。

（5）疼痛的评定：有无疼痛，如有则明确SAND。

（6）肢体围度测量：患侧若无明显肿胀或萎缩则可不进行。

（7）其余运动功能评定：肌张力；视损伤程度决定是否开展平衡、步行能力及步态评定。

（8）二便功能评定。

（9）日常生活活动能力评定。

（10）预后评定。

（11）并发症评估：有无关节粘连挛缩、压疮、深静脉血栓、体位性低血压等。

3. 进行脊髓损伤截瘫恢复期患者的康复治疗。

（1）物理因子治疗：肢体压力、神经肌肉电刺激等理疗预防并发症，刺激肌肉收缩。

（2）运动治疗：肌力训练进一步强化损伤平面以上肌力，同时加强损伤平面以下肌力训练；软组织牵伸技术，降低痉挛肌肌张力；体位转移训练；步行训练，视病情结合轮椅、助行架、腋杖以及矫形器、支具。

（3）ADL训练，包括二便功能训练。

（4）心理康复。

【实训准备】

1. 实训物品：PT 床、量角器、直尺、皮尺、棉签、大头针、分脚叩诊锤、软毛刷、软枕、肢体压力治疗仪、神经肌肉电刺激治疗仪、轮椅、助行架、腋杖、矫形器、支具等。

2. 实训病例：刘某，男，33 岁。因"双下肢活动不能伴二便困难 1 个月"入院。患者于 1 个月前因外伤致"T12 椎体粉碎性骨折伴完全脱位"，导致双下肢不能活动，外院行"骨折复位+内固定术"。期间未做系统康复治疗。目前患者仍留置导尿管，大便可控制，便秘。

查体：神志清楚，言语清晰，生命体征平稳，心肺功能未见异常。

专科检查：脊柱无畸形，腰背部皮肤以 T12 椎体为中心见一长约 20cm 纵向手术瘢痕。可长腿坐，独立进行床椅转移，球海绵体反射（阳性）。

【实训步骤】

1. 学生分组对提供的脊髓损伤截瘫恢复期病例进行分析讨论。讨论内容包括脊髓损伤截瘫恢复期病例的康复问题、康复评定和康复治疗方法。

2. 针对具体疾病类型制定康复治疗计划与方案。

3. 学生每 2 人或 4 人一组，进行角色扮演，一人扮演患者，一人扮演治疗者，练习脊髓损伤截瘫恢复期患者问诊、康复评定和康复治疗的方法。

（1）脊髓损伤截瘫恢复期患者的问诊。

（2）脊髓损伤截瘫恢复期患者的康复功能评定。

（3）记录评定结果并进行分析。

（4）确定脊髓损伤截瘫恢复期的康复问题、康复治疗目标，制定康复治疗方案。

（5）脊髓损伤截瘫恢复期的康复方法。

4. 完成实训报告，并进行自评与小组互评。

【实训注意事项】

1. 脊髓损伤恢复期患者需明确损伤程度、损伤平面，根据损伤平面以下感觉、肌力等级制定合适的短期、长期康复目标以及康复方案。

2. 在康复过程中，不仅仅局限于运动功能恢复，更要注重对于并发症的预防和处理。

3. 重视辅助器具、矫形器的应用以及环境改造的普及。

【实训报告】

专业		班级	
姓名		学号	
实训内容			
实训目的			
实训器材			
实训步骤			

问诊	评定	康复问题	康复目标及治疗
实训体会			

【实训评价】

	评价内容	自评	小组互评	教师评分
职业素养	仪容仪表（5分）			
	学习态度（5分）			
	自主探究（5分）			
	团队协作（5分）			
	医患沟通（5分）			
职业技能	问诊：患者基本信息、主诉、病因、现病史、既往史、防备性问题、个人与社会史、康复期望值（20分）			
	评定：视诊、触诊、脊髓损伤平面评定、脊髓损伤程度评定、疼痛的评定、肢体围度测量、其余运动功能评定、二便功能评定、日常生活活动能力评定、预后评定、并发症评估（20分）			
	确定脊髓损伤截瘫恢复期患者的康复问题（5分），制定康复目标（5分）			
	康复治疗：物理因子治疗、运动治疗、ADL训练、心理康复（20分）			
	顺序清晰，思路合理（5分）			
评价得分（100分）				

【改进建议】

附件2 脊髓损伤截瘫损伤平面评定记录表

感觉平面	28 对关键点				运动平面	10 对关键肌	
	左侧		右侧			左侧	右侧
	轻触觉	针刺觉	轻触觉	针刺觉			
C2							
C3							
C4							
C5					C5		
C6					C6		
C7					C7		
C8					C8		
T1					T1		
T2							
T3							
T4							
T5							
T6							
T7							
T8							
T9							
T10							
T11							
T12							
L1							
L2					L2		
L3					L3		
L4					L4		
L5					L5		
S1					S1		
S2							
S3							
S4-5							
感觉平面					运动平面		

损伤平面：_____
损伤程度：_____

实训 1-11 桡神经损伤康复（1）

【实训名称】桡神经吻合术后早期康复。

【实训学时】2 学时。

【实训目的】

1. 知识目标：掌握桡神经吻合术后早期的功能障碍、评定方法与康复治疗方法。

2. 能力目标：具备独立进行桡神经吻合术后早期的问诊、评定技术与康复治疗技术的能力。

3. 思政目标：培养学生对患者的人文关怀，树立良好的医德医风。

【实训内容】

1. 进行桡神经吻合术后早期患者的问诊：关注损伤机制、有无术后并发症。

2. 进行桡神经吻合术后早期患者的评定。

（1）视诊：伤口愈合情况、上肢皮肤情况（颜色、粗糙程度、汗液分泌、是否变薄等）、肢体姿势以及有无畸形、肢体有无肿胀或萎缩。

（2）触诊：皮温、肌容积（肌张力）、有无压痛点及部位。

（3）肱二头肌肌腱反射检查。

（4）疼痛的评定：SAND。

（5）特殊检查：神经干叩击试验。

（6）上肢感觉功能评定以及感觉恢复等级。

（7）日常生活活动能力评定。

3. 进行桡神经吻合术后早期患者的康复治疗。

（1）促进神经再生：使用直流电药物离子导入、超声波等不带热量的理疗。

（2）矫形器和支具的使用：固定肘部于功能位，保护上臂。

（3）感觉重建训练。

（4）腕、手部不负重主动运动，防止并发症。

【实训准备】

1. 实训物品：直尺、皮尺、PT 床、棉签、大头针、分脚叩诊锤、超短波治疗仪、离子导入治疗仪、软毛刷、支具、矫形器等。

2. 实训病例：李某，男，28 岁，因"右侧桡神经吻合术后 10 天"入院。10 天前因切割伤致右侧桡神经断裂，急送当地医院，行"右侧桡神经吻合术"，术后予抗感染，营养神经等药物，病情稳定后转入康复科治疗。

查体：神志清，精神可，生命体征平稳，右上臂可见手术瘢痕，右手不可伸肘、伸腕、伸指。

【实训步骤】

1. 学生分组对提供的桡神经吻合术后早期病例进行分析讨论。讨论内容包括桡神经吻合术后早期病例诊断、康复问题、康复评定和康复治疗方法。

2. 针对具体疾病类型制定康复治疗计划与方案。

3. 学生每2人或4人一组，进行角色扮演，一人扮演患者，一人扮演治疗者，练习桡神经吻合术后早期患者问诊、康复评定和康复治疗的方法。

（1）桡神经吻合术后早期患者的问诊。

（2）桡神经吻合术后早期患者的康复功能评定。

（3）记录评定结果并进行分析。

（4）确定桡神经吻合术后早期的康复问题、康复治疗目标，制定康复治疗方案。

（5）桡神经吻合术后早期的康复方法。

4. 完成实训报告，并进行自评与小组互评。

【实训注意事项】

1. 周围神经损伤急性期康复治疗的首要目标是促进神经再生，在确保受损神经连续性的基础上，增强神经的再生能力。

2. 注意预防神经再生期间的并发症，如关节粘连受限、肌肉萎缩、畸形等。

3. 需掌握受损神经的走形、支配的感觉区域、支配的肌肉。

【**实训报告**】

专业		班级	
姓名		学号	
实训内容			
实训目的			
实训器材			
实训步骤			
问诊	评定	康复问题	康复目标及治疗
实训体会			

【实训评价】

评价内容		自评	小组互评	教师评分
职业素养	仪容仪表（5分）			
	学习态度（5分）			
	自主探究（5分）			
	团队协作（5分）			
	医患沟通（5分）			
职业技能	问诊：患者基本信息、主诉、病因、现病史、既往史、防备性问题、个人与社会史、康复期望值（20分）			
	评定：视诊、触诊、肱二头肌肌腱反射检查、疼痛的评定、特殊检查、上肢感觉功能评定以及感觉恢复等级、日常生活活动能力评定（20分）			
	确定桡神经吻合术后早期患者的康复问题（5分），制定康复目标（5分）			
	康复治疗：促进神经再生、矫形器和支具的使用、感觉重建训练、腕及手部不负重主动运动（20分）			
	顺序清晰，思路合理（5分）			
评价得分（100分）				

【改进建议】

实训 1-12 桡神经损伤康复（2）

【实训名称】桡神经吻合术后恢复期康复。

【实训学时】2 学时。

【实训目的】

1. 知识目标：掌握桡神经吻合术后恢复期的功能障碍、评定方法与康复治疗方法。

2. 能力目标：具备独立进行桡神经吻合术后恢复期的问诊、评定技术与康复治疗技术的能力。

3. 思政目标：培养学生对患者的人文关怀，树立良好的医德医风。

【实训内容】

1. 进行桡神经吻合术后恢复期患者的问诊：关注损伤机制、病程；有无术后并发症。

2. 进行桡神经吻合术后恢复期患者的评定。

（1）视诊：伤口愈合情况、上肢皮肤情况（颜色、粗糙程度、汗液分泌、是否变薄等）、肢体姿势以及有无畸形、瘢痕情况、肢体有无肿胀或萎缩。

（2）触诊：皮温、肌容积（肌张力）、有无压痛点及部位。

（3）上臂、前臂肢体围度测量。

（4）肱二头肌肌腱反射检查。

（5）特殊检查：神经干叩击试验。

（6）上肢感觉功能评定以及感觉功能恢复等级。

（7）上肢关节活动度评定。

（8）上肢肌力评定及运动功能恢复等级。

（9）日常生活活动能力评定。

3. 进行桡神经吻合术后恢复期患者的康复治疗。

（1）物理因子治疗：使用直流电药物离子导入、超声波等促进神经再生；超声波、音频疗法等软化瘢痕。

（2）感觉重建训练。

（3）运动治疗：腕、手关节进行主动运动、肩、肘进行无痛范围内被动运动逐渐过渡至主动运动、如有粘连、疼痛可使用关节松动技术、肌力训练。

（4）OT 治疗：强化上肢功能性活动以及 ADL 训练。

【实训准备】

1. 实训物品：直尺、皮尺、PT 床、棉签、大头针、分脚叩诊锤、超短波治疗仪、离子导入治疗仪、软毛刷、支具、矫形器等。

2. 实训病例：李某，男，28 岁。因"右侧桡神经吻合术后两个月"入院。两个月前因切割伤致右侧桡神经断裂，急送当地医院，行"右侧桡神经吻合术"，术后予抗感染，营养神经等药物，病情稳定后转入康复科治疗。查体：神志清，精神可，生命体征平稳，右上臂可见手术瘢痕，右手伸肘、伸腕、伸指活动受限，右上臂、前臂肌肉萎缩。

【实训步骤】

1. 学生分组对提供的桡神经吻合术后恢复期病例进行分析讨论。讨论内容包括桡神经吻合术后恢复期病例诊断、康复问题、康复评定和康复治疗方法。

2. 针对具体疾病类型制定康复治疗计划与方案。

3. 学生每2人或4人一组，进行角色扮演，一人扮演患者，一人扮演治疗者，练习桡神经吻合术后恢复期患者问诊、康复评定和康复治疗的方法。

（1）桡神经吻合术后恢复期患者的问诊。

（2）桡神经吻合术后恢复期患者的康复功能评定。

（3）记录评定结果并进行分析。

（4）确定桡神经吻合术后恢复期的康复问题、康复治疗目标，制定康复治疗方案。

（5）桡神经吻合术后恢复期的康复方法。

4. 完成实训报告，并进行自评与小组互评。

【实训注意事项】

1. 周围神经损伤恢复期康复治疗的首要目标仍是促进神经再生，在确保受损神经连续性的基础上，进一步增强神经的再生能力。

2. 注意预防、处理神经再生期间的并发症，如关节粘连受限、肌肉萎缩、畸形等。

3. 需掌握受损神经的走形、支配的感觉区域、支配的肌肉。

【实训报告】

专业		班级	
姓名		学号	
实训内容			
实训目的			
实训器材			
实训步骤			

问诊	评定	康复问题	康复目标及治疗

实训体会	

【实训评价】

	评价内容	自评	小组互评	教师评分
职业素养	仪容仪表（5分）			
	学习态度（5分）			
	自主探究（5分）			
	团队协作（5分）			
	医患沟通（5分）			
职业技能	问诊：患者基本信息、主诉、病因、现病史、既往史、防备性问题、个人与社会史、康复期望值（20分）			
	评定：视诊、触诊、肱二头肌肌腱反射检查、疼痛的评定、特殊检查、上肢感觉功能评定以及感觉恢复等级、上肢关节活动度评定、上肢肌力评定及运动功能恢复等级、日常生活活动能力评定（20分）			
	确定桡神经吻合术后恢复期患者的康复问题（5分）			
	制定康复目标（5分）			
	康复治疗：物理因子治疗、感觉重建训练、运动治疗、OT治疗（20分）			
	顺序清晰，思路合理（5分）			
评价得分（100分）				

【改进建议】

实训 1-13　坐骨神经损伤康复（1）

【实训名称】坐骨神经吻合术后早期康复。

【实训学时】2 学时。

【实训目的】

1. 知识目标：掌握坐骨神经吻合术后早期的功能障碍、评定方法与康复治疗方法。

2. 能力目标：具备独立进行坐骨神经吻合术后早期的问诊、评定技术与康复治疗技术的能力。

3. 思政目标：培养学生对患者的人文关怀，树立良好的医德医风。

【实训内容】

1. 进行坐骨神经吻合术后早期患者的问诊：关注损伤机制；有无术后并发症。

2. 进行坐骨神经吻合术后早期患者的评定。

（1）视诊：伤口愈合情况、下肢皮肤情况（颜色、粗糙程度、汗液分泌、是否变薄等）、肢体姿势以及有无畸形、肢体有无肿胀或萎缩。

（2）触诊：皮温、肌容积（肌张力）、有无压痛点及部位。

（3）腘绳肌肌腱、跟腱反射检查。

（4）疼痛的评定：SAND。

（5）特殊检查：神经干叩击试验。

（6）下肢感觉功能评定以及感觉恢复等级。

（7）日常生活活动能力评定。

3. 进行坐骨神经吻合术后早期患者的康复治疗。

（1）促进神经再生：使用直流电药物离子导入、超声波等不带热量的理疗。

（2）矫形器和支具的使用。

（3）感觉重建训练。

（4）膝、踝部支具保护下进行全范围运动，防止并发症。

【实训准备】

1. 实训物品：直尺、皮尺、PT 床、棉签、大头针、分脚叩诊锤、超短波治疗仪、离子导入治疗仪、软毛刷、支具、矫形器等。

2. 实训病例：李某，男，28 岁。因"右侧坐骨神经吻合术后 10 天"入院。10天前因外伤致右侧坐骨神经损伤，急送当地医院，行"右侧坐骨神经吻合术"，术后予抗感染，营养神经等药物，病情稳定后转入康复科治疗。

查体：神志清，精神可，生命体征平稳，右侧臀部可见手术瘢痕，右踝背伸、跖屈不能。

【实训步骤】

1. 学生分组对提供的坐骨神经吻合术后早期病例进行分析讨论。讨论内容包括坐骨神经吻合术后早期病例诊断、康复问题、康复评定和康复治疗方法。

2. 针对具体疾病类型制定康复治疗计划与方案。

3. 学生每2人或4人一组，进行角色扮演，一人扮演患者，一人扮演治疗者，练习坐骨神经吻合术后早期患者问诊、康复评定和康复治疗的方法。

（1）坐骨神经吻合术后早期患者的问诊。

（2）坐骨神经吻合术后早期患者的康复功能评定。

（3）记录评定结果并进行分析。

（4）确定坐骨神经吻合术后早期的康复问题、康复治疗目标，制定康复治疗方案。

（5）坐骨神经吻合术后早期的康复方法

4. 完成实训报告，并进行自评与小组互评。

【实训注意事项】

1. 周围神经损伤急性期康复治疗的首要目标是促进神经再生，在确保受损神经连续性的基础上，增强神经的再生能力。

2. 注意预防神经再生期间的并发症，如关节粘连受限、肌肉萎缩、畸形等。

3. 需掌握受损神经的走形、支配的感觉区域、支配的肌肉。

【实训报告】

专业		班级	
姓名		学号	
实训内容			
实训目的			
实训器材			
实训步骤			

问诊	评定	康复问题	康复目标及治疗

实训体会	

【实训评价】

评价内容		自评	小组互评	教师评分
职业素养	仪容仪表（5分）			
	学习态度（5分）			
	自主探究（5分）			
	团队协作（5分）			
	医患沟通（5分）			
职业技能	问诊：患者基本信息、主诉、病因、现病史、既往史、防备性问题、个人与社会史、康复期望值（20分）			
	评定：视诊、触诊、腘绳肌肌腱及跟腱反射检查、疼痛的评定、特殊检查、下肢感觉功能评定以及感觉恢复等级、日常生活活动能力评定（20分）			
	确定坐骨神经吻合术后早期患者的康复问题（5分），制定康复目标（5分）			
	康复治疗：促进神经再生、矫形器和支具的使用、感觉重建训练、膝及踝部支具保护下进行全范围运动（20分）			
	顺序清晰，思路合理（5分）			
评价得分（100分）				

【改进建议】

实训 1-14　坐骨神经损伤康复（2）

【实训名称】坐骨神经吻合术后恢复期康复。

【实训学时】2 学时。

【实训目的】

1. 知识目标：掌握坐骨神经吻合术后恢复期的功能障碍、评定方法与康复治疗方法。

2. 能力目标：具备独立进行坐骨神经吻合术后恢复期的问诊、评定技术与康复治疗技术的能力。

3. 思政目标：培养学生对患者的人文关怀，树立良好的医德医风。

【实训内容】

1. 进行坐骨神经吻合术后恢复期患者的问诊：关注损伤机制、病程；有无术后并发症。

2. 进行坐骨神经吻合术后恢复期患者的评定。

（1）视诊：伤口愈合情况、下肢皮肤情况（颜色、粗糙程度、汗液分泌、是否变薄等）、肢体姿势以及有无畸形、瘢痕情况、肢体有无肿胀或萎缩。

（2）触诊：皮温、肌容积（肌张力）、有无压痛点及部位。

（3）腘绳肌肌腱、跟腱反射检查。

（4）小腿围度测量。

（5）特殊检查：神经干叩击试验。

（6）下肢感觉功能评定以及感觉功能恢复等级。

（7）下肢关节活动度评定。

（8）下肢肌力评定及运动功能恢复等级。

（9）步行能力及步态评定。

（10）日常生活活动能力评定。

3. 进行坐骨神经吻合术后恢复期患者的康复治疗。

（1）物理因子治疗：使用直流电药物离子导入、超声波等促进神经再生；超声波、音频疗法等软化瘢痕。

（2）感觉重建训练。

（3）运动治疗：下肢进行无痛范围内被动运动逐渐过渡至主动运动；如有粘连、疼痛可使用关节松动技术；肌力训练；步行训练，可结合助行器。

（4）OT 治疗：强化 ADL 能力。

【实训准备】

1. 实训物品：直尺、皮尺、PT 床、棉签、大头针、分脚叩诊锤、超短波治疗仪、离子导入治疗仪、软毛刷、支具、矫形器、助行架、腋杖等。

2. 实训病例：李某，男，28岁。因"右侧坐骨神经吻合术后两个月"入院。两个月前因外伤致右侧坐骨神经损伤，急送当地医院，行"右侧坐骨神经吻合术"，术后予抗感染，营养神经等药物，病情稳定后转入康复科治疗。查体：神志清，精神可，生命体征平稳，右侧臀部可见手术瘢痕，右踝背伸、跖屈活动受限，右侧小腿萎缩。

【实训步骤】

1. 学生分组对提供的坐骨神经吻合术后恢复期病例进行分析讨论。讨论内容包括坐骨神经吻合术后恢复期病例诊断、康复问题、康复评定和康复治疗方法。

2. 针对具体疾病类型制定康复治疗计划与方案。

3. 学生每2人或4人一组，进行角色扮演，一人扮演患者，一人扮演治疗者，练习坐骨神经吻合术后恢复期患者问诊、康复评定和康复治疗的方法。

（1）坐骨神经吻合术后恢复期患者的问诊。

（2）坐骨神经吻合术后恢复期患者的康复功能评定。

（3）记录评定结果并进行分析。

（4）确定坐骨神经吻合术后恢复期的康复问题、康复治疗目标，制定康复治疗方案。

（5）坐骨神经吻合术后恢复期的康复方法。

4. 完成实训报告，并进行自评与小组互评。

【实训注意事项】

1. 周围神经损伤恢复期康复治疗的首要目标仍是促进神经再生，在确保受损神经连续性的基础上，进一步增强神经的再生能力。

2. 注意预防、处理神经再生期间的并发症，如关节粘连受限、肌肉萎缩、畸形等。

3. 需掌握受损神经的走形、支配的感觉区域、支配的肌肉。

【实训报告】

专业		班级	
姓名		学号	
实训内容			
实训目的			
实训器材			
实训步骤			

问诊	评定	康复问题	康复目标及治疗
实训体会			

【实训评价】

评价内容		自评	小组互评	教师评分
职业素养	仪容仪表（5分）			
	学习态度（5分）			
	自主探究（5分）			
	团队协作（5分）			
	医患沟通（5分）			
职业技能	问诊：患者基本信息、主诉、病因、现病史、既往史、防备性问题、个人与社会史、康复期望值（20分）			
	评定：视诊、触诊、腘绳肌肌腱及跟腱反射检查、疼痛的评定、特殊检查、下肢感觉功能评定以及感觉恢复等级、下肢关节活动度评定、下肢肌力评定及运动功能恢复等级、步行能力及步态评定、日常生活活动能力评定（20分）			
	确定坐骨神经吻合术后恢复期患者的康复问题（5分），制定康复目标（5分）			
	康复治疗：物理因子治疗、感觉重建训练、运动治疗、OT治疗（20分）			
	顺序清晰，思路合理（5分）			
评价得分（100分）				

【改进建议】

⊙ 实训 1-15　脊髓灰质炎后遗症康复

【实训名称】脊髓灰质炎后遗症康复。

【实训学时】2 学时。

【实训目的】

1. 知识目标：掌握脊髓灰质炎后遗症的功能障碍、评定方法与康复治疗方法。

2. 能力目标：具备独立进行脊髓灰质炎后遗症的问诊、评定与康复治疗技术的能力。

3. 思政目标：培养学生严谨务实的工作态度，树立大医精诚的工作作风。

【实训内容】

1. 进行脊髓灰质炎后遗症患者的问诊：关注损伤机制、脊髓休克持续时间等。

2. 进行脊髓灰质炎后遗症患者的评定。

（1）视诊：四肢及躯干皮肤情况、肢体姿势以及有无畸形、肢体有无肿胀或萎缩。

（2）触诊：皮温、肌容积（肌张力）、有无压痛点及部位。

（3）疼痛的评定：有无疼痛，如有则明确 SAND。

（4）肢体围度测量：若无明显肿胀或萎缩则可不进行。

（5）关节活动度评定。

（6）肌肉功能评定：肌张力、肌力评定。

（7）平衡功能评定。

（8）步行能力及步态评定。

（9）日常生活活动能力评定。

（10）并发症评估：有无二便障碍、呼吸障碍、脑神经麻痹、循环中枢衰竭症状、关节粘连挛缩、压疮、深静脉血栓、体位性低血压等。

3. 进行脊髓灰质炎后遗症患者的康复治疗。

（1）物理因子治疗：肢体压力、神经肌肉电刺激等理疗预防并发症，刺激肌肉收缩。

（2）运动治疗：肌力与肌耐力训练；关节活动度维持与改善训练；软组织牵伸训练；平衡功能训练；步行能力训练，视病情结合轮椅、助行架、腋杖以及矫形器、支具。

（3）其他症状治疗：呼吸训练等。

（4）ADL 训练，包括二便功能训练。

【实训准备】

1. 实训物品：PT 床、量角器、直尺、皮尺、肢体压力治疗仪、神经肌肉电刺激治疗仪、轮椅、助行架、腋杖、矫形器、支具等。

2. 实训病例：患者，男，25岁。因"双下肢肌肉萎缩无力10年，进行性加重1年"入院。患者15岁时因病毒感染致"脊髓灰质炎"，无法独立步行，双腋杖辅助下社区内步行，日常生活基本自理。近1年患者主诉双下肢无力感加重。

查体：双下肢肌肉萎缩，双下肢髋、膝、踝活动受限，双下肢感觉正常。

【实训步骤】

1. 学生分组对提供的脊髓灰质炎后遗症病例进行分析讨论。讨论内容包括脊髓灰质炎后遗症病例的康复问题、康复评定和康复治疗方法。

2. 针对具体疾病类型制定康复治疗计划与方案。

3. 学生每2人或4人一组，进行角色扮演，一人扮演患者，一人扮演治疗者，练习脊髓灰质炎后遗症患者问诊、康复评定和康复治疗的方法。

（1）脊髓灰质炎后遗症患者的问诊。

（2）脊髓灰质炎后遗症患者的康复功能评定。

（3）记录评定结果并进行分析。

（4）确定脊髓灰质炎后遗症的瘫痪类型、康复问题、康复治疗目标，制定康复治疗方案。

（5）脊髓灰质炎后遗症的康复方法。

4. 完成实训报告，并进行自评与小组互评。

【实训注意事项】

1. 脊髓灰质炎病毒造成的下运动神经元损伤是无法逆转的，已失去功能的肌肉无法恢复实用功能的肌力，因此其康复治疗的重点在于维持残存功能。

2. 视诊、触诊时重点观察是否存在肢体、脊柱等关节的畸形，必要时需采取保护性措施进行预防。

3. 最大程度的利用能量节约技术、辅助器具、矫形器恢复日常生活能力、职业能力，提高生活质量，回归社会。

【**实训报告**】

专业		班级	
姓名		学号	
实训内容			
实训目的			
实训器材			
实训步骤			
问诊	评定	康复问题	康复目标及治疗
实训体会			

【实训评价】

评价内容		自评	小组互评	教师评分
职业素养	仪容仪表（5分）			
	学习态度（5分）			
	自主探究（5分）			
	团队协作（5分）			
	医患沟通（5分）			
职业技能	问诊：患者基本信息、主诉、病因、现病史、既往史、防备性问题、个人与社会史、康复期望值（20分）			
	评定：视诊、触诊、疼痛的评定、肢体围度测量、关节活动度评定、肌肉功能评定、平衡功能评定、步行能力及步态评定、日常生活活动能力评定、并发症评估（20分）			
	确定脊髓灰质炎后遗症患者的康复问题（5分），制定康复目标（5分）			
	康复治疗：物理因子治疗、运动治疗、其他症状治疗、ADL训练（20分）			
	顺序清晰，思路合理（5分）			
评价得分（100分）				

【改进建议】

项目 2 肌肉骨骼疾病康复

实训 2-1 上肢骨折后康复（1）

【实训名称】 肱骨干骨折内固定愈合期康复。

【实训学时】 2 学时。

【实训目的】

1. 知识目标：掌握肱骨干骨折内固定愈合期的功能障碍、评定方法与康复治疗方法。

2. 能力目标：具备独立进行肱骨干骨折内固定愈合期的问诊、评定技术与康复治疗技术的能力。

3. 思政目标：学会进行有效的医患沟通、关爱患者，树立良好的医德医风。

【实训内容】

1. 进行肱骨干骨折内固定愈合期患者的问诊：关注损伤机制；复位、固定方式；有无神经损伤。

2. 进行肱骨干骨折内固定愈合期患者的评定。

（1）视诊：手术伤口愈合情况、皮肤情况（色泽、粗糙程度、红、肿、瘀等）、瘢痕情况、上臂姿势以及有无畸形、上臂及前臂肌肉有无萎缩。

（2）触诊：皮温、皮肤毛细血管反应、软组织弹性、有无压痛点及部位。

（3）疼痛的评定：SAND。

（4）上臂、前臂的长度、围度测量。

（5）上肢关节活动度评定：根据恢复程度判断是否开展，如开展，则重点测量肩关节活动度，判断肘、腕关节是否受限。

（6）日常生活活动能力评定。

（7）心理评定。

3. 进行肱骨干骨折内固定愈合期患者的康复治疗。

（1）患肢抬高：减轻肿胀。

（2）物理因子治疗：早期使用紫外线照射，消炎、消肿、镇痛；后使用红外线或蜡疗促进血液循环，加快组织修复。

（3）运动治疗：未固定的关节在保护下进行主动关节活动度训练；上臂肌肉进

行等长收缩训练；2周可进行上肢 CPM 训练至全范围，后进行不负重主动运动（视病情选择）。

【实训准备】

1. 实训物品：PT 床、量角器、直尺、皮尺、上肢关节恢复器、肋木、PT 棍、高吊滑轮、紫外线治疗仪、红外线治疗仪、蜡疗等。

2. 实训病例：患者，女，42 岁。因"右侧肱骨干内固定术后 1 个月"入院。患者 1 个月前摔伤后感右上臂剧烈疼痛，伤后立即就诊，X 光线显示右侧肱骨干骨折，予以手术切开内固定。

查体：右侧上臂无明显压痛、触痛，局部无畸形，未触及骨擦感、骨擦音，右肘关节活动轻度受限，右肩关节、腕关节活动正常。

【实训步骤】

1. 学生分组对提供的肱骨干骨折内固定愈合期病例进行分析讨论。讨论内容包括肱骨干骨折内固定愈合期病例的康复问题、康复评定和康复治疗方法。

2. 针对具体疾病类型制定康复治疗计划与方案。

3. 学生每 2 人或 4 人一组，进行角色扮演，一人扮演患者，一人扮演治疗者，练习肱骨干骨折内固定愈合期患者问诊、康复评定和康复治疗的方法。

（1）肱骨干骨折内固定愈合期患者的问诊。

（2）肱骨干骨折内固定愈合期患者的康复功能评定。

（3）记录评定结果并进行分析。

（4）确定肱骨干骨折内固定愈合期的康复问题、康复治疗目标，制定康复治疗方案。

（5）肱骨干骨折内固定愈合期的康复方法。

4. 完成实训报告，并进行自评与小组互评。

【实训注意事项】

1. 根据患者的症状与体征，判断骨折愈合进程，制定合适、针对性的康复治疗方案。

2. 康复训练过程中，注意掌握训练强度，避免引起二次损伤。

3. 肱骨干骨折常常伴有桡神经损伤，应进行相应检查进行排除，若存在桡神经损伤禁忌使用浸蜡治疗。

4. 骨折内固定患者慎用电疗、磁疗等物理因子治疗。

【实训报告】

专业			班级	
姓名			学号	
实训内容				
实训目的				
实训器材				
实训步骤				

问诊	评定	康复问题	康复目标及治疗

实训体会	

【实训评价】

	评价内容	自评	小组互评	教师评分
职业素养	仪容仪表（5分）			
	学习态度（5分）			
	自主探究（5分）			
	团队协作（5分）			
	医患沟通（5分）			
职业技能	问诊：患者基本信息、主诉、病因、现病史、既往史、防备性问题、个人与社会史、康复期望值（20分）			
	评定：视诊、触诊、疼痛的评定、上臂和前臂的长度围度测量、上肢关节活动度评定、日常生活活动能力评定、心理评定（20分）			
	确定肱骨干骨折内固定愈合期患者的康复问题（5分），制定康复目标（5分）			
	康复治疗：患肢抬高、物理因子治疗、运动治疗（20分）			
	顺序清晰，思路合理（5分）			
	评价得分（100分）			

【改进建议】

⦿ 实训 2-2 上肢骨折后康复（2）

【实训名称】桡骨远端骨折恢复期康复。

【实训学时】2 学时。

【实训目的】

1. 知识目标：掌握桡骨远端骨折恢复期的功能障碍、评定方法与康复治疗方法。

2. 能力目标：具备独立进行桡骨远端骨折恢复期的问诊、评定技术与康复治疗技术的能力。

3. 思政目标：培养学生关爱患者的职业素养，建立生物–心理–社会–环境的现代医学模式。

【实训内容】

1. 进行桡骨远端骨折恢复期患者的问诊：关注损伤机制、病程；复位、固定方式；有无并发症。

2. 进行桡骨远端骨折恢复期患者的评定。

（1）视诊：皮肤情况（色泽、粗糙程度、红、肿、瘀等）、瘢痕情况、腕及手部有无畸形、前臂及手部肌肉有无萎缩。

（2）触诊：皮温、皮肤毛细血管反应、软组织弹性；有无压痛点及部位。

（3）疼痛的评定：SAND。

（4）前臂的长度及围度测量。

（5）手部体积测量。

（6）上肢关节活动度评定：重点测量腕关节活动度，判断肩、肘、手指关节是否受限。

（7）上肢肌力评定：重点测量腕部肌力，判断上臂、前臂、手部肌力是否下降。

（8）日常生活活动能力评定。

（9）心理评定。

3. 进行桡骨远端骨折恢复期患者的康复治疗。

（1）物理因子治疗：使用红外线或蜡疗促进血液循环，加快组织修复。

（2）改善关节活动度：未受限关节进行主动关节活动度训练；已受限关节进行关节松动技术，并结合蜡疗、冷敷等。

（3）肌力训练：肩、肘、手抗阻肌力训练；前臂旋前旋后肌力训练，并根据具体情况选择是否加阻；腕关节主动屈伸肌力训练。

（4）ADL 训练。

【实训准备】

1. 实训物品：PT床、量角器、直尺、皮尺、握力计、捏力计、哑铃、绑带式沙袋、蜡疗、超声波治疗仪、冷敷、木插板、手指阶梯等。

2. 实训病例：患者，女，12岁。因"右侧桡骨远端骨折复位外固定后1个月"入院。患者1个月前摔伤后感右侧腕部剧烈疼痛，伤后立即就诊，X线显示右侧桡骨远端骨折，予以手法复位、夹板外固定。

查体：右侧腕部无明显压痛、触痛，局部无畸形，未触及骨擦感、骨擦音，右腕关节活动轻度受限，右肘关节、右手活动正常。

【实训步骤】

1. 学生分组对提供的桡骨远端骨折恢复期病例进行分析讨论。讨论内容包括桡骨远端骨折恢复期病例的康复问题、康复评定和康复治疗方法。

2. 针对具体疾病类型制定康复治疗计划与方案。

3. 学生每2人或4人一组，进行角色扮演，一人扮演患者，一人扮演治疗者，练习桡骨远端骨折恢复期患者问诊、康复评定和康复治疗的方法。

（1）桡骨远端骨折恢复期患者的问诊。

（2）桡骨远端骨折恢复期患者的康复功能评定。

（3）记录评定结果并进行分析。

（4）确定桡骨远端骨折恢复期的康复问题、康复治疗目标，制定康复治疗方案。

（5）桡骨远端骨折恢复期的康复方法。

4. 完成实训报告，并进行自评与小组互评。

【实训注意事项】

1. 根据患者的症状与体征，判断骨折愈合进程，制定合适、针对性的康复治疗方案。

2. 康复训练过程中，注意掌握训练强度，避免引起二次损伤。

3. 根据骨折后X线片判断桡骨远端骨折类型。

【实训报告】

专业		班级	
姓名		学号	
实训内容			
实训目的			
实训器材			
实训步骤			

问诊	评定	康复问题	康复目标及治疗

实训体会	

【实训评价】

评价内容		自评	小组互评	教师评分
职业素养	仪容仪表（5分）			
	学习态度（5分）			
	自主探究（5分）			
	团队协作（5分）			
	医患沟通（5分）			
职业技能	问诊：患者基本信息、主诉、病因、现病史、既往史、防备性问题、个人与社会史、康复期望值（20分）。			
	评定：视诊、触诊、疼痛的评定、前臂的长度及围度测量、手部体积测量、上肢关节活动度评定、上肢肌力评定、日常生活活动能力评定、心理评定（20分）			
	确定桡骨远端骨折恢复期患者的康复问题（5分），制定康复目标（5分）			
	康复治疗：物理因子治疗、维持和改善关节活动度、肌力训练、ADL训练（20分）			
	顺序清晰，思路合理（5分）			
评价得分（100分）				

【改进建议】

实训 2-3　下肢骨折后康复（1）

【实训名称】股骨颈骨折内固定愈合期康复。

【实训学时】2 学时。

【实训目的】

1. 知识目标：掌握股骨颈骨折内固定愈合期的功能障碍、评定方法与康复治疗方法。

2. 能力目标：具备独立进行股骨颈骨折内固定愈合期的问诊、评定技术与康复治疗技术的能力。

3. 思政目标：学会进行有效的医患沟通、关爱患者，树立良好的医德医风。

【实训内容】

1. 进行股骨颈骨折内固定愈合期患者的问诊：关注损伤机制，复位、固定方式，有无神经损伤。

2. 进行股骨颈骨折内固定愈合期患者的评定。

（1）视诊：手术伤口愈合情况、皮肤情况（色泽、粗糙程度、红、肿、瘀等）、瘢痕情况、大腿姿势以及有无畸形、大腿及小腿肌肉有无萎缩。

（2）触诊：皮温、皮肤毛细血管反应、软组织弹性、有无压痛点及部位。

（3）疼痛的评定：SAND。

（4）大腿、小腿的长度、围度测量。

（5）下肢关节活动度评定：根据恢复程度判断是否开展，如开展，则重点测量髋关节活动度，判断膝、踝关节是否受限。

（6）步行能力及步态评定：根据恢复程度判断是否开展。

（7）日常生活活动能力评定。

（8）心理评定。

3. 进行股骨颈骨折内固定愈合期患者的康复治疗。

（1）患肢抬高：减轻肿胀。

（2）物理因子治疗：可使用肢体压力治疗仪防止下肢肿胀、深静脉血栓；早期使用紫外线照射，消炎、消肿、镇痛；后使用红外线或蜡疗促进血液循环，加快组织修复。

（3）运动治疗：患侧下肢进行无痛范围内抗阻运动、关节活动范围训练，结合无痛范围内下肢 CPM 训练至全范围；对于屈曲受限的膝关节使用关节松动技术尽快恢复全范围；在步行辅助器具帮助下进行下肢负重训练、步行训练（视病情选择助行架、腋杖等）。

【实训准备】

1. 实训物品：PT 床、量角器、直尺、皮尺、下肢 CPM、高吊滑轮、肢体压力治疗仪、紫外线治疗仪、红外线治疗仪、蜡疗、助行架、腋杖等。

2. 实训病例：患者，女，42岁。因"右侧股骨颈骨折内固定术后两个月"入院。患者两个月前摔伤后感右臀部剧烈疼痛，伤后立即就诊，X线显示右侧股骨颈骨折，予以手术切开内固定。查体：右侧臀部无明显压痛、触痛，局部无畸形，未触及骨擦感、骨擦音，右侧大腿轻度肌肉萎缩，右侧小腿轻度肿胀，右髋关节活动受限，右膝关节屈曲活动受限，右踝关节活动正常，可用助行架辅助器步行。

【实训步骤】

1. 学生分组对提供的股骨颈骨折内固定愈合期病例进行分析讨论。讨论内容包括股骨颈骨折内固定愈合期病例的康复问题、康复评定和康复治疗方法。

2. 针对具体疾病类型制定康复治疗计划与方案。

3. 学生每2人或4人一组，进行角色扮演，一人扮演患者，一人扮演治疗者，练习股骨颈骨折内固定愈合期患者问诊、康复评定和康复治疗的方法。

（1）股骨颈骨折内固定愈合期患者的问诊。

（2）股骨颈骨折内固定愈合期患者的康复功能评定。

（3）记录评定结果并进行分析。

（4）确定股骨颈骨折内固定愈合期的康复问题、康复治疗目标，制定康复治疗方案。

（5）股骨颈骨折内固定愈合期的康复方法。

4. 完成实训报告，并进行自评与小组互评。

【实训注意事项】

1. 根据患者的症状与体征，判断骨折愈合进程，制定合适、针对性的康复治疗方案。

2. 康复训练过程中，注意掌握训练强度，避免引起二次损伤。

3. 根据骨折后X线片判断股骨颈骨折类型。

4. 骨折内固定患者慎用电疗、磁疗等物理因子治疗。

5. 需根据X线拍摄股骨颈骨折后的愈合情况，进行负重训练、步行训练，确保股骨颈骨折完全愈合、无股骨头坏死，方可舍弃步行辅助器具独立步行。

【实训报告】

专业		班级	
姓名		学号	
实训内容			
实训目的			
实训器材			
实训步骤			
问诊	评定	康复问题	康复目标及治疗
实训体会			

【实训评价】

评价内容		自评	小组互评	教师评分
职业素养	仪容仪表（5分）			
	学习态度（5分）			
	自主探究（5分）			
	团队协作（5分）			
	医患沟通（5分）			
职业技能	问诊：患者基本信息、主诉、病因、现病史、既往史、防备性问题、个人与社会史、康复期望值（20分）			
	评定：视诊、触诊、疼痛的评定、大腿及小腿的长度围度测量、下肢关节活动度评定、步行能力及步态评定、日常生活活动能力评定、心理评定（20分）			
	确定股骨颈骨折内固定愈合期患者的康复问题（5分），制定康复目标（5分）			
	康复治疗：患肢抬高、物理因子治疗、运动治疗（20分）			
	顺序清晰，思路合理（5分）			
评价得分（100分）				

【改进建议】

实训 2-4　下肢骨折后康复（2）

【实训名称】胫腓骨骨干骨折恢复期康复。

【实训学时】2 学时。

【实训目的】

1. 知识目标：掌握胫腓骨骨干骨折恢复期的功能障碍、评定方法与康复治疗方法。

2. 能力目标：具备独立进行胫腓骨骨干骨折恢复期的问诊、评定技术与康复治疗技术的能力。

3. 思政目标：培养学生关爱患者的职业素养，建立生物–心理–社会–环境的现代医学模式。

【实训内容】

1. 进行胫腓骨骨干骨折恢复期患者的问诊：关注损伤机制、病程；复位、固定方式；有无并发症。

2. 进行胫腓骨骨干骨折恢复期患者的评定。

（1）视诊：皮肤情况（色泽、粗糙程度、红、肿、瘀等）、瘢痕情况、小腿及足部有无畸形、下肢肌肉有无萎缩。

（2）触诊：皮温、皮肤毛细血管反应、软组织弹性、有无压痛点及部位。

（3）疼痛的评定：SAND。

（4）下肢的长度及围度测量。

（5）下肢关节活动度评定：重点测量膝、踝关节活动度，判断髋关节是否受限。

（6）下肢肌力评定：重点测量膝、踝肌力，判断髋部肌力是否下降。

（7）步行能力及步态评定。

（8）日常生活活动能力评定。

（9）心理评定。

3. 进行胫腓骨骨干骨折恢复期患者的康复治疗。

（1）物理因子治疗：使用超短波促进血液循环，缓解深层组织炎症；使用经皮神经肌肉电刺激镇痛的同时缓解失用性肌萎缩等。

（2）改善关节活动度：未受限关节进行主动关节活动度训练、肌力训练；已受限关节进行关节松动技术，并结合蜡疗、冷敷、CPM 等。

（3）肌力训练。

（4）步行及步态训练。

（5）ADL 训练。

【实训准备】

1. 实训物品：PT床、量角器、直尺、皮尺、下肢CPM、助行架、腋杖、绑带式沙袋、蜡疗、超声波、冷敷等。

2. 实训病例：患者，女，12岁。因"右侧胫腓骨骨干骨折复位外固定后1个月"入院。患者1个月前摔伤后感右侧小腿剧烈疼痛，伤后立即就诊，X线显示右侧胫腓骨骨干骨折，予以牵引复位、外固定，现已解除外固定。

查体：右侧小腿无明显压痛、触痛，局部无畸形，未触及骨擦感、骨擦音，右侧小腿轻度萎缩，右髋、膝、踝关节活动轻度受限。

【实训步骤】

1. 学生分组对提供的胫腓骨骨干骨折恢复期病例进行分析讨论。讨论内容包括胫腓骨骨干骨折恢复期病例的康复问题、康复评定和康复治疗方法。

2. 针对具体疾病类型制定康复治疗计划与方案。

3. 学生每2人或4人一组，进行角色扮演，一人扮演患者，一人扮演治疗者，练习胫腓骨骨干骨折恢复期患者问诊、康复评定和康复治疗的方法。

（1）胫腓骨骨干骨折恢复期患者的问诊。

（2）胫腓骨骨干骨折恢复期患者的康复功能评定。

（3）记录评定结果并进行分析。

（4）确定胫腓骨骨干骨折恢复期的康复问题、康复治疗目标，制定康复治疗方案。

（5）胫腓骨骨干骨折恢复期的康复方法。

4. 完成实训报告，并进行自评与小组互评。

【实训注意事项】

1. 根据患者的症状与体征，判断骨折愈合进程，制定合适、针对性的康复治疗方案。

2. 康复训练过程中，注意掌握训练强度，避免引起二次损伤。

3. 康复训练过程中注意避免因不规范的康复动作造成整复不良或是成角畸形。

【实训报告】

专业		班级	
姓名		学号	
实训内容			
实训目的			
实训器材			
实训步骤			

问诊	评定	康复问题	康复目标及治疗

实训体会	

【实训评价】

评价内容		自评	小组互评	教师评分
职业素养	仪容仪表（5分）			
	学习态度（5分）			
	自主探究（5分）			
	团队协作（5分）			
	医患沟通（5分）			
职业技能	问诊：患者基本信息、主诉、病因、现病史、既往史、防备性问题、个人与社会史、康复期望值（20分）			
	评定：视诊、触诊、疼痛的评定、下肢长度及围度测量、下肢关节活动度评定、下肢肌力评定、步行能力及步态评定、日常生活活动能力评定、心理评定（20分）			
	确定胫腓骨骨干骨折恢复期患者的康复问题（5分），制定康复目标（5分）			
	康复治疗：物理因子治疗、维持和改善关节活动度、肌力训练、步行及步态训练、ADL训练（20分）			
	顺序清晰，思路合理（5分）			
评价得分（100分）				

【改进建议】

⊙ 实训 2-5 颈椎病康复

【实训名称】颈椎病康复。

【实训学时】2 学时。

【实训目的】

1. 知识目标：掌握颈椎病的分型、诊断、评定方法与康复治疗方法。

2. 能力目标：具备独立进行颈椎病问诊、评定技术与康复治疗技术的能力。

3. 思政目标：学会进行有效医患沟通、关爱患者，树立良好的医德医风。

【实训内容】

1. 进行颈椎病患者的问诊：患者基本信息、主诉、病因、现病史、既往史、防备性问题、个人与社会史、康复期望值。

2. 进行颈椎病患者的评定。

（1）视诊：脊柱生理曲度、有无畸形，软组织是否肿胀，颈神经支配区域是否肌萎缩。

（2）触诊：棘突、棘间、棘旁是否有压痛，腱反射是否正常。

（3）疼痛程度的评定。

（4）颈椎活动范围评定：主要分为旋转、后伸、前屈、左右侧屈。

（5）肌力评定：以徒手肌力评定法对易受累肌肉进行肌力评定，并与健侧对照。

（6）特殊检查：椎间孔挤压试验；臂丛牵拉试验；椎间孔分离试验；前屈旋颈试验；低头试验；仰头试验；椎动脉扭曲试验；屈颈试验。

（7）综合评定：采用相应颈椎病评定标准进行评定。

3. 进行颈椎病患者的康复治疗。

（1）颈托固定。

（2）颈椎牵引：确定牵引角度、重量、时间。

（3）物理因子治疗：电脑中频治疗仪、离子导入治疗仪、短波治疗仪、红外线治疗仪、蜡疗等。

（4）推拿按摩。

（5）运动疗法：进行颈椎操训练、颈肩部肌力训练、颈椎松动技术。

【实训准备】

1. 实训物品：量角器、直尺、PT 床、颈椎牵引仪、颈托、电脑中频治疗仪、离子导入治疗仪、短波治疗仪、红外线治疗仪、蜡疗等。

2. 实训病例：刘某，男，48 岁。因"颈肩部疼痛 1 年，加重伴右上肢放射性疼痛麻木 7 天"入院。患者 1 年前开始出现颈肩部疼痛，反复发作。7 天前出现疼痛明显加重，伴右上肢放射性疼痛麻木，麻木以右侧拇指为重，活动时疼痛加重，卧床休息后稍有缓解。无潮热、盗汗，无心慌、胸闷，无恶心、呕吐等不适。

查体：神志清楚，生命体征平稳，心肺功能未见异常，颈部压痛。

【实训步骤】

1. 学生分组对提供的颈椎病病例进行分析讨论。讨论内容包括颈椎病病例诊断、康复问题、康复评定和康复治疗方法。

2. 针对具体疾病类型制定康复治疗计划与方案。

3. 学生每2人或4人一组，进行角色扮演，一人扮演患者，一人扮演治疗者，练习颈椎病患者问诊、康复评定和康复治疗的方法。

（1）颈椎病患者的问诊。

（2）颈椎病患者的康复功能评定。

（3）记录评定结果并进行分析。

（4）确定颈椎病类型、康复问题、康复治疗目标，制定康复治疗方案。

（5）颈椎病的康复方法。

4. 完成实训报告，并进行自评与小组互评。

【实训注意事项】

1. 根据患者的临床症状与体征，结合影像学检查，判断患者颈椎病分型。

2. 本病多由颈椎退行性改变和诱因共同造成，问诊时应当关注。

3. 培养良好的医患沟通能力，引导患者树立正确地用颈习惯。

【实训报告】

专业		班级	
姓名		学号	
实训内容			
实训目的			
实训器材			
实训步骤			

问诊	评定	康复问题	康复目标及治疗

实训体会	

【实训评价】

	评价内容	自评	小组互评	教师评分
职业素养	仪容仪表（5分）			
	学习态度（5分）			
	自主探究（5分）			
	团队协作（5分）			
	医患沟通（5分）			
职业技能	问诊：患者基本信息、主诉、病因、现病史、既往史、防备性问题、个人与社会史、康复期望值（20分）			
	评定：视诊、触诊、疼痛程度的评定、颈椎活动范围评定、肌力评定、特殊检查、综合评定（20分）			
	确定患者颈椎病类型，明确康复问题（5分），制定康复目标（5分）			
	康复治疗：颈托固定、颈椎牵引、物理因子治疗、推拿按摩、运动疗法（20分）			
	顺序清晰，思路合理（5分）			
评价得分（100分）				

【改进建议】

⊙ 实训 2-6　腰椎间盘突出症康复

【实训名称】腰椎间盘突出症康复。

【实训学时】2 学时。

【实训目的】

1. 知识目标：掌握腰椎间盘突出症的临床表现、评定方法与康复治疗方法。

2. 能力目标：具备独立进行腰椎间盘突出症的问诊、评定技术与康复治疗技术的能力。

3. 思政目标：培养学生对患者的人文关怀，树立良好的医德医风。

【实训内容】

1. 进行腰椎间盘突出症患者的问诊：患者基本信息、主诉、病因、现病史、既往史、防备性问题、个人与社会史、康复期望值。

2. 进行腰椎间盘突出症患者的评定。

（1）视诊：脊柱生理曲度、有无畸形，软组织是否肿胀，腰骶神经支配区域是否肌萎缩。

（2）触诊：棘突、棘间、棘旁是否有压痛，腱反射是否正常。

（3）疼痛程度的评定。

（4）腰椎活动范围评定：主要分为旋转、后伸、前屈、左右侧屈、复合动作（前屈时侧屈、后伸时侧屈、前屈时旋转、后伸时旋转）。

（5）肌力与肌耐力评定：以徒手肌力评定法对易受累肌肉进行肌力评定，并与健侧对照。

（6）特殊检查：直腿抬高及加强试验（必选）、股神经牵拉试验（必选）、屈颈试验、仰卧挺腹试验、腰部过伸试验、拾物试验、背伸试验。

（7）日常生活活动能力评定。

（8）综合评定：采用 Spengler 腰椎间盘突出症评价标准进行评定。

3. 进行腰椎间盘突出症患者的康复治疗。

① 卧床休息，佩戴腰围固定。

② 腰椎牵引：确定牵引方法、重量、时间。

③ 物理因子治疗：电脑中频治疗仪、离子导入治疗仪、短波治疗仪、红外线治疗仪、蜡疗等。

④ 推拿按摩。

⑤ 运动疗法：进行腰椎操训练、腰背肌肌力训练、腰椎松动技术。

【实训准备】

1. 实训物品：量角器、直尺、PT 床、腰椎牵引仪、腰围、电脑中频治疗仪、离子导入治疗仪、短波治疗仪、红外线治疗仪、蜡疗等。

2. 实训病例：李某，男，50岁，出租车司机。因"腰痛伴右下肢放射痛10天"就诊。患者10天前因劳累出现腰部疼痛，从臀部向右下肢放射至足底，无间歇性跛行、无大小便障碍。在外院行X线检查显示腰椎退行性改变。给予口服药物（具体不详）治疗后症状无显著改善。患者曾在两个月前偶发腰部酸痛，后自行缓解，未给予重视。现为进一步康复治疗来我院就诊。

查体：神志清，查体合作，心肺功能无异常。腰椎活动受限，尤以前屈显著。

【实训步骤】

1. 学生分组对提供的腰椎间盘突出症病例进行分析讨论。讨论内容包括腰椎间盘突出症病例诊断、康复问题、康复评定和康复治疗方法。

2. 针对具体疾病类型制定康复治疗计划与方案。

3. 学生每2人或4人一组，进行角色扮演，一人扮演患者，一人扮演治疗者，练习腰椎间盘突出症患者问诊、康复评定和康复治疗的方法。

（1）腰椎间盘突出症患者的问诊。

（2）腰椎间盘突出症患者的康复功能评定。

（3）记录评定结果并进行分析。

（4）确定腰椎间盘突出症的突出节段、康复问题、康复治疗目标，制定康复治疗方案。

（5）腰椎间盘突出症的康复方法。

4. 完成实训报告，并进行自评与小组互评。

【实训注意事项】

1. 根据患者的临床症状与体征，结合影像学检查，判断患者腰椎间盘突出节段。

2. 本病多由腰椎退行性改变和诱因共同造成，问诊时应当关注。

3. 培养良好的医患沟通能力，引导患者树立正确地用腰习惯。

【实训报告】

专业		班级	
姓名		学号	
实训内容			
实训目的			
实训器材			
实训步骤			

问诊	评定	康复问题	康复目标及治疗

实训体会	

【实训评价】

评价内容		自评	小组互评	教师评分
职业素养	仪容仪表（5分）			
	学习态度（5分）			
	自主探究（5分）			
	团队协作（5分）			
	医患沟通（5分）			
职业技能	问诊：患者基本信息、主诉、病因、现病史、既往史、防备性问题、个人与社会史、康复期望值（20分）			
	评定：视诊、触诊、疼痛程度的评定、腰椎活动范围评定、肌力评定、特殊检查、日常生活活动能力评定、综合评定（20分）			
	确定患者腰椎间盘突出症突出节段，明确康复问题（5分），制定康复目标（5分）			
	康复治疗：卧床休息及腰围固定、腰椎牵引、物理因子治疗、推拿按摩、运动疗法（20分）			
	顺序清晰，思路合理（5分）			
评价得分（100分）				

【改进建议】

⊙ 实训 2-7 肩周炎康复

【实训名称】肩周炎康复。

【实训学时】2 学时。

【实训目的】

1. 知识目标：掌握肩周炎的分期及相应临床表现、评定方法与康复治疗方法。

2. 能力目标：具备独立进行肩周炎的问诊、评定技术与康复治疗技术的能力。

3. 思政目标：培养学生严谨务实的工作态度，树立大医精诚的工作作风。

【实训内容】

1. 进行肩周炎患者的问诊：患者基本信息、主诉、病因、现病史、既往史、防备性问题、个人与社会史、康复期望值。

2. 进行肩周炎患者的评定。

（1）视诊：肩部是否呈现异常姿势（扛肩现象），肩周软组织是否肿胀、萎缩，有无畸形。

（2）触诊：肩周是否有压痛、肩周软组织是否紧张僵硬。

（3）疼痛程度的评定。

（4）肩关节活动范围评定：主要分为前屈、后伸、外展、内旋、外旋等。

（5）肌力与肌耐力评定：以徒手肌力评定法对易受累肌肉进行肌力评定，并与健侧对照。

（6）日常生活活动能力评定。

（7）综合评定：采用 Constant–Murley 评定方法或美国肩肘外科协会评分系统（American shoulder and elbow surgeons–elbow，ASES）进行评定。

3. 进行肩周炎患者的康复治疗。

（1）肩托制动休息。

（2）物理因子治疗：直流电药物离子导入治疗仪、超声波治疗仪、超短波治疗仪、红外线治疗仪、蜡疗等。

（3）推拿按摩。

（4）肌内效贴扎。

（5）运动疗法：肩部关节松动、肩部主动运动、肩关节医疗体操。

【实训准备】

1. 实训物品：量角器、直尺、PT 床、肩托、肌内效贴扎、直流电药物离子导入治疗仪、超声波治疗仪、超短波治疗仪、红外线治疗仪、蜡疗等。

2. 实训病例：李某，女，51 岁。因"右肩疼痛伴关节活动受限 3 月余"就诊。患者 3 个月前无明显诱因出现右肩周疼痛，为持续性钝痛，尤以夜间、受凉及阴雨天为甚，右肩关节活动受限，穿衣活动困难，无法自己扎头发，也无法在黑板上板书。患者热爱教学，希望可以尽快缓解肩部症状，增加活动能力，能够继续教学工作。

查体：神志清楚，言语清晰，生命体征平稳，心肺功能未见异常。右肩疼痛明显，右肩关节部分关节活动度下降。

【实训步骤】

1. 学生分组对提供的肩周炎病例进行分析讨论。讨论内容包括肩周炎病例诊断、康复问题、康复评定和康复治疗方法。

2. 针对具体疾病类型制定康复治疗计划与方案。

3. 学生每2人或4人一组，进行角色扮演，一人扮演患者，一人扮演治疗者，练习肩周炎患者问诊、康复评定和康复治疗的方法。

（1）肩周炎患者的问诊。

（2）肩周炎患者的康复功能评定。

（3）记录评定结果并进行分析。

（4）确定患者的肩周炎所处分期、康复问题、康复治疗目标，制定康复治疗方案。

（5）肩周炎的康复方法。

4. 完成实训报告，并进行自评与小组互评。

【实训注意事项】

1. 根据患者的临床症状与体征，结合影像学检查，判断患者肩周炎病程进展。

2. 本病多由肩部退行性改变和诱因共同造成，问诊时应当关注。

3. 培养良好的医患沟通能力，引导患者树立正确的用肩习惯。

【实训报告】

专业		班级	
姓名		学号	
实训内容			
实训目的			
实训器材			
实训步骤			

问诊	评定	康复问题	康复目标及治疗

实训体会	

【实训评价】

	评价内容	自评	小组互评	教师评分
职业素养	仪容仪表（5分）			
	学习态度（5分）			
	自主探究（5分）			
	团队协作（5分）			
	医患沟通（5分）			
职业技能	问诊：患者基本信息、主诉、病因、现病史、既往史、防备性问题、个人与社会史、康复期望值（20分）			
	评定：视诊、触诊、疼痛程度的评定、肩关节活动范围评定、肌力与肌耐力评定、日常生活活动能力评定、综合评定（20分）			
	确定患者肩周炎所处分期，明确康复问题（5分）			
	制定康复目标（5分）			
	康复治疗：肩托制动休息、物理因子治疗、推拿按摩、肌内效贴扎、运动疗法（20分）			
	顺序清晰，思路合理（5分）			
评价得分（100分）				

【改进建议】

实训 2-8 关节炎康复

【实训名称】关节炎康复（强直性脊柱炎）。

【实训学时】2 学时。

【实训目的】

1. 知识目标：掌握强直性脊柱炎的临床表现、评定方法与康复治疗方法。

2. 能力目标：具备独立进行强直性脊柱炎的问诊、评定技术与康复治疗技术的能力。

3. 思政目标：培养学生的医疗风险防范意识。

【实训内容】

1. 进行强直性脊柱炎患者的问诊：关注脊柱是否自下而上发生强直，是否存在臀部、腹股沟向下反射酸痛，是否存在葡萄膜炎或虹膜炎，升主动脉根和主动脉瓣是否病变、心传导系统是否正常。

2. 进行强直性脊柱炎患者的评定。

（1）视诊：脊柱生理曲度、有无畸形，脊柱是否存在异常姿势。

（2）触诊：骶髂关节是否有压痛、肌腱附着点是否压痛或肿胀。

（3）疼痛程度的评定：总体疼痛评定（VAS）、夜间痛评定、脊柱痛评定，上述任选其一。

（4）脊柱运动功能：改良 Schober 试验、指地距离、脊柱侧屈评定、下颌胸骨距。

（5）特殊检查：4 字试验、骨盆分离挤压试验等。

（6）四肢关节活动度评定。

（7）日常生活活动能力评定。

（8）心理功能评定。

（9）综合评定：采用 Kertel 功能试验或 Dougados 强直性脊柱炎功能性指数和关节指数评定量表进行评定。

3. 进行强直性脊柱炎患者的康复治疗。

（1）物理因子治疗：干扰电治疗仪、药物离子导入治疗仪、超短波治疗仪、红外线治疗仪、蜡疗等。

（2）推拿按摩。

（3）运动疗法：加强脊柱、胸廓及四肢关节活动度。

【实训准备】

1. 实训物品：量角器、直尺、PT 床、干扰电治疗仪、药物离子导入治疗仪、超短波治疗仪、红外线治疗仪、蜡疗等。

2. 实训病例：李某，女，63 岁。因"腰背部僵痛、活动不利半月余"入院。

患者于半月前无明确诱因而出现腰背部僵硬疼痛、活动不利，傍晚加重，休息及口服药物后症状未见明显改善，近2天上述症状加重，为进一步诊治转入我院，门诊以"强直性脊柱炎"收入院。既往患者强直性脊柱炎病史46年余。

查体：颈部僵硬，被动屈曲颈部有阻抗感，枕墙距1cm，活动略受限，胸廓活动度3cm，胸锁关节压痛（阴性），脊柱压痛（阳性），以腰及骶部为重，腰部活动明显受限，弯腰双手指地距15cm，左侧"4"字试验（阳性），双下肢略水肿，全身针刺觉对称存在，四肢肌张力可，双下肢肌力稍弱。

【实训步骤】

1. 学生分组对提供的强直性脊柱炎病例进行分析讨论。讨论内容包括强直性脊柱炎病例诊断、康复问题、康复评定和康复治疗方法。

2. 针对具体疾病类型制定康复治疗计划与方案。

3. 学生每2人或4人一组，进行角色扮演，一人扮演患者，一人扮演治疗者，练习强直性脊柱炎患者问诊、康复评定和康复治疗的方法。

（1）强直性脊柱炎患者的问诊。

（2）强直性脊柱炎患者的康复功能评定。

（3）记录评定结果并进行分析。

（4）确定强直性脊柱炎病变程度（部位）、康复问题、康复治疗目标，制定康复治疗方案。

（5）强直性脊柱炎的康复方法。

4. 完成实训报告，并进行自评与小组互评。

【实训注意事项】

1. 强直性脊柱炎多以中轴关节病变为主，但常合并四肢关节病变或关节外表现，在评定时需注意排除。

2. 加强患者的健康教育，延缓脊柱畸形的发展，加强个人日常生活自理能力，提高生活质量。

【实训报告】

专业		班级	
姓名		学号	
实训内容			
实训目的			
实训器材			
实训步骤			

问诊	评定	康复问题	康复目标及治疗

实训体会	

【实训评价】

	评价内容	自评	小组互评	教师评分
职业素养	仪容仪表（5分）			
	学习态度（5分）			
	自主探究（5分）			
	团队协作（5分）			
	医患沟通（5分）			
职业技能	问诊：患者基本信息、主诉、病因、现病史、既往史、防备性问题、个人与社会史、康复期望值（20分）			
	评定：视诊、触诊、疼痛程度的评定、脊柱运动功能、活动度评定、特殊检查、日常生活活动能力评定、心理功能评定、综合评定（20分）			
	确定患者强直性脊柱炎病变程度（部位），明确康复问题（5分）制定康复目标（5分）			
	康复治疗：物理因子治疗、推拿按摩、运动疗法（20分）			
	顺序清晰，思路合理（5分）			
评价得分（100分）				

【改进建议】

实训 2-9　关节置换术后康复（1）

【实训名称】髋关节置换术后康复。

【实训学时】2 学时。

【实训目的】

1. 知识目标：掌握髋关节置换术后的并发症、评定方法与康复治疗方法。

2. 能力目标：具备独立进行髋关节置换术后的问诊、评定技术与康复治疗技术的能力。

3. 思政目标：培养学生有效进行医患沟通的能力，树立医疗风险防范意识。

【实训内容】

1. 进行髋关节置换术后患者的问诊：关注手术时间、方式，有无并发症，现恢复程度（包括心肺功能）。

2. 进行髋关节置换术后患者的评定。

（1）视诊：手术伤口、术侧下肢是否肿胀或萎缩、姿势（包括步态）。

（2）触诊：手术伤口附近是否有压痛。

（3）疼痛程度的评定。

（4）手术侧下肢长度及围度测量。

（5）手术侧下肢活动度评定。

（6）手术侧下肢肌力与肌耐力评定。

（7）活动及转移能力评定。

（8）步态评定。

（9）综合评定：采用 Harris 髋关节评分或 Charnley 评分进行评定。

3. 进行髋关节置换术后患者的康复治疗。

（1）术后健康教育：日常生活注意事项。

（2）体位摆放：防止各类并发症。

（3）运动疗法：根据术后恢复程度选择具体运动疗法（呼吸功能训练；踝泵运动；肌力训练；关节活动度训练；负重与步行训练；转移能力训练）。

（4）物理因子治疗：肢体压力治疗仪等。

【实训准备】

1. 实训物品：量角器、直尺、皮尺、PT 床、软枕、肢体压力治疗仪、平衡杠、助行架、腋杖等。

2. 实训病例：李某，女，63 岁。因"左髋关节疼痛伴受限 6 个月"入院。入院后 X 线片提示左侧股骨头缺血坏死。后行全麻下左侧全髋关节置换术。

术后 3 个月查体：左髋外侧手术瘢痕 15cm，周围皮肤无红、肿、淤，左髋局部无畸形、肿胀，左髋活动受限伴疼痛，左侧大腿轻度肌肉萎缩。可在助行架辅助下步行。

【实训步骤】

1. 学生分组对提供的髋关节置换术后病例进行分析讨论。讨论内容包括髋关节置换术后的并发症、康复问题、康复评定和康复治疗方法。

2. 针对具体疾病类型制定康复治疗计划与方案。

3. 学生每2人或4人一组，进行角色扮演，一人扮演患者，一人扮演治疗者，练习髋关节置换术后患者问诊、康复评定和康复治疗的方法。

（1）髋关节置换术后患者的问诊。

（2）髋关节置换术后患者的康复功能评定。

（3）记录评定结果并进行分析。

（4）确定髋关节置换术后并发症、康复问题、康复治疗目标，制定康复治疗方案。

（5）髋关节置换术后的康复方法。

4. 完成实训报告，并进行自评与小组互评。

【实训注意事项】

1. 重视患者的术后健康教育，防止在日常生活中出现人工髋关节脱位、移位等。

2. 明确患者髋关节置换术的手术入路方式及假体材料，以便制定针对性的短期、长期康复目标和康复治疗方案。

【实训报告】

专业		班级	
姓名		学号	
实训内容			
实训目的			
实训器材			
实训步骤			

问诊	评定	康复问题	康复目标及治疗

实训体会	

【实训评价】

	评价内容	自评	小组互评	教师评分
职业素养	仪容仪表（5分）			
	学习态度（5分）			
	自主探究（5分）			
	团队协作（5分）			
	医患沟通（5分）			
职业技能	问诊：患者基本信息、主诉、病因、现病史、既往史、防备性问题、个人与社会史、康复期望值（20分）			
	评定：视诊、触诊、疼痛程度的评定、手术侧下肢长度及围度测量、手术侧下肢活动度评定、手术侧下肢肌力与肌耐力评定、活动及转移能力评定、步态评定、综合评定（20分）			
	确定患者髋关节置换术后并发症，明确康复问题（5分），制定康复目标（5分）			
	康复治疗：术后健康教育、体位摆放、运动疗法、物理因子治疗（20分）			
	顺序清晰，思路合理（5分）			
评价得分（100分）				

【改进建议】

实训 2-10 关节置换术后康复（2）

【实训名称】膝关节置换术后康复。

【实训学时】2 学时。

【实训目的】

1. 知识目标：掌握膝关节置换术后的并发症、评定方法与康复治疗方法。

2. 能力目标：具备独立进行膝关节置换术后的问诊、评定技术与康复治疗技术的能力。

3. 思政目标：培养学生有效进行医患沟通的能力，树立医疗风险防范意识。

【实训内容】

1. 进行膝关节置换术后患者的问诊：关注手术时间、方式，有无并发症，现恢复程度（包括心肺功能）。

2. 进行膝关节置换术后患者的评定。

（1）视诊：手术伤口、术侧下肢是否肿胀或萎缩、姿势（包括步态）。

（2）触诊：手术伤口附近是否有压痛。

（3）疼痛程度的评定。

（4）手术侧下肢长度及围度测量。

（5）手术侧下肢活动度评定。

（6）手术侧下肢肌力与肌耐力评定。

（7）活动及转移能力评定。

（8）步态评定。

（9）综合评定：采用 HSS 膝关节评分或 KSS 膝关节评分进行评定。

3. 进行膝关节置换术后患者的康复治疗。

（1）术后健康教育：日常生活注意事项。

（2）体位摆放：膝关节伸直位并抬高患肢。

（3）弹力绷带向心性缠绕（或穿戴弹力袜）。

（4）运动疗法：根据术后恢复程度选择具体运动疗法（呼吸功能训练、踝泵运动、肌力训练、关节活动度训练、负重与步行训练、转移能力训练）。

（5）物理因子治疗：肢体压力治疗仪、关节恢复器 CPM 等。

【实训准备】

1. 实训物品：量角器、直尺、皮尺、PT 床、弹性绷带（或弹力袜）、肢体压力治疗仪、关节恢复器 CPM、平衡杠、助行架、腋杖等。

2. 实训病例：李某，女，63 岁。因"左膝关节疼痛伴受限 1 年"入院。入院后 X 线片提示：左侧膝关节内翻畸形，入院诊断为左膝关节退行性关节炎，经保守治疗无效后在全麻下进行左侧膝关节置换术。

术后1周查体：左侧膝关节微屈曲，手术伤口长度约15cm，周围皮肤无发红、渗出液，愈合良好。左侧膝部轻度肿胀，皮温略高，有压痛，左膝活动受限，可在助行器辅助下站立，无法行走。

【实训步骤】

1. 学生分组对提供的膝关节置换术后病例进行分析讨论。讨论内容包括膝关节置换术后的并发症、康复问题、康复评定和康复治疗方法。

2. 针对具体疾病类型制定康复治疗计划与方案。

3. 学生每2人或4人一组，进行角色扮演，一人扮演患者，一人扮演治疗者，练习膝关节置换术后患者问诊、康复评定和康复治疗的方法。

（1）膝关节置换术后患者的问诊。

（2）膝关节置换术后患者的康复功能评定。

（3）记录评定结果并进行分析。

（4）确定膝关节置换术后并发症、康复问题、康复治疗目标，制定康复治疗方案。

（5）膝关节置换术后的康复方法。

4. 完成实训报告，并进行自评与小组互评。

【实训注意事项】

1. 重视患者的术后健康教育，防止在日常生活中出现人工膝关节脱位、移位等。

2. 明确患者膝关节置换术的手术入路方式以及假体材料，以便制定针对性的短期、长期康复目标和康复治疗方案。

【实训报告】

专业		班级	
姓名		学号	
实训内容			
实训目的			
实训器材			
实训步骤			

问诊	评定	康复问题	康复目标及治疗
实训体会			

【实训评价】

评价内容		自评	小组互评	教师评分
职业素养	仪容仪表（5分）			
	学习态度（5分）			
	自主探究（5分）			
	团队协作（5分）			
	医患沟通（5分）			
职业技能	问诊：患者基本信息、主诉、病因、现病史、既往史、防备性问题、个人与社会史、康复期望值（20分）			
	评定：视诊、触诊、疼痛程度的评定、手术侧下肢长度及围度测量、手术侧下肢活动度评定、手术侧下肢肌力与肌耐力评定、活动及转移能力评定、步态评定、综合评定（20分）			
	确定患者膝关节置换术后并发症，明确康复问题（5分），制定康复目标（5分）			
	康复治疗：术后健康教育、体位摆放、弹力绷带向心性缠绕（或穿戴弹力袜）、运动疗法、物理因子治疗（20分）			
	顺序清晰，思路合理（5分）			
评价得分（100分）				

【改进建议】

⦿ 实训 2-11　截肢后康复（1）

【实训名称】上肢截肢后康复。

【实训学时】2 学时。

【实训目的】

1. 知识目标：掌握上肢截肢后的并发症、评定方法与康复治疗方法。

2. 能力目标：具备独立进行上肢截肢后的问诊、评定技术与康复治疗技术的能力。

3. 思政目标：培养学生关爱患者的职业素养，建立生物–心理–社会–环境的现代医学模式。

【实训内容】

1. 进行上肢截肢后患者的问诊：关注截肢原因、全身状况。

2. 进行上肢截肢后患者的评定。

（1）视诊：残肢外形、有无畸形、皮肤情况、残端是否肿胀或萎缩。

（2）触诊：残端附近是否有压痛。

（3）疼痛程度的评定：区别残肢痛或幻肢痛。

（4）残端上肢长度及围度测量。

（5）残端上肢关节活动度评定。

（6）残端上肢肌力与肌耐力评定。

（7）假肢评定：重点关注假肢是否对线、接受腔适合情况、穿戴后残肢情况、上肢假肢的 ADL 功能。

（8）使用假肢能力的评定。

（9）装配假肢后整体功能的评定。

3. 进行上肢截肢后患者的康复治疗。

（1）术后心理康复。

（2）术后健康宣教：穿戴假肢的注意事项。

（3）术后残肢物理因子治疗。

（4）残肢训练：残肢皮肤强度训练、关节活动度训练、肌力训练。

（5）穿戴和使用假肢的训练。

【实训准备】

1. 实训物品：量角器、直尺、皮尺、PT 床、假肢（临时假肢）、弹力绷带（或弹力袜套）、肢体压力治疗仪、绑带式沙袋、ADL 器具等。

2. 实训病例：徐某，男，53 岁。因"右上肢溃疡坏死 1 个月"入院。患者 4 个月前出现右上肢溃疡，经反复治疗未起效，于 3 个月前行全麻下行右前臂截肢术，术后进行抗感染治疗、营养支持、胰岛素控制血糖治疗，目前手术创面愈合良好。

【实训步骤】

1. 学生分组对提供的上肢截肢后病例进行分析讨论。讨论内容包括上肢截肢后的并发症、康复问题、康复评定和康复治疗方法。

2. 针对具体疾病类型制定康复治疗计划与方案。

3. 学生每2人或4人一组，进行角色扮演，一人扮演患者，一人扮演治疗者，练习上肢截肢后患者问诊、康复评定和康复治疗的方法。

（1）上肢截肢后患者的问诊。

（2）上肢截肢后患者的康复功能评定。

（3）记录评定结果并进行分析。

（4）确定上肢截肢后的并发症、康复问题、康复治疗目标，制定康复治疗方案。

（5）上肢截肢后的康复方法。

4. 完成实训报告，并进行自评与小组互评。

【实训注意事项】

1. 拓展了解相应部位截肢的水平选择、截肢后残端的康复护理、截肢后术后并发症类型及相应处理。

2. 明确患者所需的假肢类型。

3. 根据患者个体情况开展针对性的使用假肢前的训练、穿戴和使用假肢的训练。

【实训报告】

专业			班级	
姓名			学号	
实训内容				
实训目的				
实训器材				
实训步骤				
问诊	评定		康复问题	康复目标及治疗
实训体会				

【实训评价】

评价内容		自评	小组互评	教师评分
职业素养	仪容仪表（5分）			
	学习态度（5分）			
	自主探究（5分）			
	团队协作（5分）			
	医患沟通（5分）			
职业技能	问诊：患者基本信息、主诉、病因、现病史、既往史、防备性问题、个人与社会史、康复期望值（20分）			
	评定：视诊、触诊、疼痛程度的评定、残端上肢长度及围度测量、残端上肢关节活动度评定、残端上肢肌力与肌耐力评定、假肢评定、使用假肢能力的评定、装配假肢后整体功能的评定（20分）			
	确定患者截肢后并发症，明确康复问题（5分），制定康复目标（5分）			
	康复治疗：术后心理康复、术后健康宣教、术后残肢物理因子治疗、残肢训练、穿戴和使用假肢的训练（20分）			
	顺序清晰，思路合理（5分）			
评价得分（100分）				

【改进建议】

实训 2-12　截肢后康复（2）

【实训名称】下肢截肢后康复。

【实训学时】2 学时。

【实训目的】

1. 知识目标：掌握下肢截肢后的并发症、评定方法与康复治疗方法。

2. 能力目标：具备独立进行下肢截肢后的问诊、评定技术与康复治疗技术的能力。

3. 思政目标：培养学生关爱患者的职业素养，建立生物–心理–社会–环境的现代医学模式。

【实训内容】

1. 进行下肢截肢后患者的问诊：关注截肢原因、全身状况。

2. 进行下肢截肢后患者的评定。

（1）视诊：残肢外形、有无畸形、皮肤情况、残端是否肿胀或萎缩、步态。

（2）触诊：残端附近是否有压痛。

（3）疼痛程度的评定：区别残肢痛或幻肢痛。

（4）残端下肢长度及围度测量。

（5）残端下肢关节活动度评定。

（6）残端下肢肌力与肌耐力评定。

（7）假肢评定：评定假肢长度、接受腔适合情况、穿戴后残肢情况、步态和行走能力。

（8）使用假肢能力的评定。

（9）装配假肢后整体功能的评定。

3. 进行下肢截肢后患者的康复治疗。

（1）术后心理康复。

（2）术后健康宣教：穿戴假肢的注意事项。

（3）术后残肢物理因子治疗。

（4）残肢训练：残肢皮肤强度训练、关节活动度训练、肌力训练、站立与步行训练、使用助行器训练。

（5）穿戴和使用假肢的训练。

【实训准备】

1. 实训物品：量角器、直尺、皮尺、PT 床、假肢（临时假肢）、弹力绷带（或弹力袜套）、肢体压力治疗仪、绑带式沙袋、助行架、腋杖、手杖等。

2. 实训病例：徐某，男，53 岁。因"双下肢溃疡坏死 4 个月"入院。患者1 个月前出现双下肢溃疡，经反复治疗未起效，于 3 个月前行腰麻下右小腿上段截肢术，术后进行抗感染治疗、营养支持、胰岛素控制血糖治疗，目前手术创面愈合良好。

【实训步骤】

1. 学生分组对提供的下肢截肢后病例进行分析讨论。讨论内容包括下肢截肢后的并发症、康复问题、康复评定和康复治疗方法。

2. 针对具体疾病类型制定康复治疗计划与方案。

3. 学生每2人或4人一组，进行角色扮演，一人扮演患者，一人扮演治疗者，练习下肢截肢后患者问诊、康复评定和康复治疗的方法。

（1）下肢截肢后患者的问诊。

（2）下肢截肢后患者的康复功能评定。

（3）记录评定结果并进行分析。

（4）确定下肢截肢后的并发症、康复问题、康复治疗目标，制定康复治疗方案。

（5）下肢截肢后的康复方法。

4. 完成实训报告，并进行自评与小组互评。

【实训注意事项】

1. 拓展了解相应部位截肢的水平选择、截肢后残端的康复护理、截肢后术后并发症类型及相应处理。

2. 明确患者所需的假肢类型。

3. 根据患者个体情况开展针对性的使用假肢前的训练、穿戴和使用假肢的训练。

【实训报告】

专业		班级	
姓名		学号	
实训内容			
实训目的			
实训器材			
实训步骤			

问诊	评定	康复问题	康复目标及治疗

实训体会	

【实训评价】

	评价内容	自评	小组互评	教师评分
职业素养	仪容仪表（5分）			
	学习态度（5分）			
	自主探究（5分）			
	团队协作（5分）			
	医患沟通（5分）			
职业技能	问诊：患者基本信息、主诉、病因、现病史、既往史、防备性问题、个人与社会史、康复期望值（20分）			
	评定：视诊、触诊、疼痛程度的评定、残端下肢长度及围度测量、残端下肢关节活动度评定、残端下肢肌力与肌耐力评定、假肢评定、使用假肢能力的评定、装配假肢后整体功能的评定（20分）			
	确定患者截肢后并发症，明确康复问题（5分），制定康复目标（5分）			
	康复治疗：术后心理康复、术后健康宣教、术后残肢物理因子治疗、残肢训练、穿戴和使用假肢的训练（20分）			
	顺序清晰，思路合理（5分）			
评价得分（100分）				

【改进建议】

实训 2-13 十字韧带损伤康复（1）

【实训名称】前交叉韧带部分损伤康复。

【实训学时】2 学时。

【实训目的】

1. 知识目标：掌握前交叉韧带损伤的临床表现、评定方法与康复治疗方法。

2. 能力目标：具备独立进行前交叉韧带损伤的问诊、评定技术与康复治疗技术的能力。

3. 思政目标：培养学生严谨务实的工作态度，树立大医精诚的工作作风。

【实训内容】

1. 进行前交叉韧带损伤患者的问诊：关注前交叉韧带损伤机制。

2. 进行前交叉韧带损伤患者的评定。

（1）视诊：膝部有无红、肿、淤、异常姿势或畸形，下肢肌肉是否萎缩，步态。

（2）触诊：膝部是否有压痛、有无积液。

（3）疼痛程度的评定。

（4）患侧下肢围度测量。

（5）膝部活动度评定。

（6）患侧下肢肌力评定。

（7）日常生活活动能力评定。

（8）心理功能评定。

（9）特殊检查：Lachman 试验、胫骨外旋试验、前抽屉试验。

（10）前交叉韧带强度评定：视具体病情是否开展。

3. 进行前交叉韧带损伤患者的康复治疗。

（1）早期开展 PRICE。

（2）中后期进行物理因子治疗，膝部裹以弹力绷带进行运动疗法，加强膝部稳定性。

（3）推拿按摩。

（4）健康教育。

【实训准备】

1. 实训物品：量角器、直尺、皮尺、PT 床、弹力绷带、膝关节支具、绑带式沙袋、药物离子导入治疗仪、超短波治疗仪等。

2. 实训病例：张某，女，48 岁。3 个月前"踢毽子"时不慎扭伤左膝关节，当时听到膝关节内"砰"的钝响后出现疼痛，无法屈伸活动，无明显肿胀，未予特殊诊治，在家休息一段时间后逐步恢复活动，后无明显不适，偶有膝关节不稳症状。

两个月前在双膝跪地做一平移的舞蹈动作后左膝疼痛不适，出现关节交锁症状，未见明显肿胀，休息后缓解，后左膝关节疼痛及交锁症状反复出现，今就诊于本院。

查体：步入病房，行走步态正常，左膝关节非负重屈伸活动度0°～120°，左膝负重后深蹲受限明显，膝关节前抽屉试验（阳性），Lachmann试验（阳性），膝关节内外侧副韧带的相关查体均为阴性，余无特殊异常。MRI显示左膝前交叉韧带部分损伤。

【实训步骤】

1. 学生分组对提供的前交叉韧带损伤病例进行分析讨论。讨论内容包括前交叉韧带损伤病例诊断、康复问题、康复评定和康复治疗方法。

2. 针对具体疾病类型制定康复治疗计划与方案。

3. 学生每2人或4人一组，进行角色扮演，一人扮演患者，一人扮演治疗者，练习前交叉韧带损伤患者问诊、康复评定和康复治疗的方法。

（1）前交叉韧带损伤患者的问诊。

（2）前交叉韧带损伤患者的康复功能评定。

（3）记录评定结果并进行分析。

（4）确定前交叉韧带损伤的程度、康复问题、康复治疗目标，制定康复治疗方案。

（5）前交叉韧带损伤的康复方法。

4. 完成实训报告，并进行自评与小组互评。

【实训注意事项】

1. 根据患者的临床症状与体征，结合影像学检查结果，明确患者韧带损伤程度，以便制定合适的短期、长期康复治疗目标以及康复训练方案。

2. 熟练掌握前、后交叉韧带损伤以及侧副韧带损伤的鉴别诊断。

【实训报告】

专业		班级	
姓名		学号	
实训内容			
实训目的			
实训器材			
实训步骤			

问诊	评定	康复问题	康复目标及治疗

实训体会	

【实训评价】

评价内容		自评	小组互评	教师评分
职业素养	仪容仪表（5分）			
	学习态度（5分）			
	自主探究（5分）			
	团队协作（5分）			
	医患沟通（5分）			
职业技能	问诊：患者基本信息、主诉、病因、现病史、既往史、防备性问题、个人与社会史、康复期望值（20分）			
	评定：视诊、触诊、疼痛程度的评定、患侧下肢围度测量、膝部活动度评定、患侧下肢肌力评定、日常生活活动能力评定、心理功能评定、特殊检查、前交叉韧带强度评定（20分）			
	确定患者前交叉韧带损伤程度，明确康复问题（5分），制定康复目标（5分）			
	康复治疗：早期开展PRICE；中后期开展物理因子治疗，同时膝部裹以弹力绷带进行运动疗法；推拿按摩；健康教育（20分）			
	顺序清晰，思路合理（5分）			
评价得分（100分）				

【改进建议】

⊙ 实训 2-14 十字韧带损伤康复（2）

【实训名称】后交叉韧带损伤术后康复。

【实训学时】2 学时。

【实训目的】

1. 知识目标：掌握后交叉韧带损伤术后的临床表现、评定方法与康复治疗方法。

2. 能力目标：具备独立进行后交叉韧带损伤术后的问诊、评定技术与康复治疗技术的能力。

3. 思政目标：培养学生严谨务实的工作态度，树立大医精诚的工作作风。

【实训内容】

1. 进行后交叉韧带损伤术后患者的问诊：关注后交叉韧带损伤机制、恢复程度。

2. 进行后交叉韧带损伤术后患者的评定。

（1）视诊：伤口有无红、肿、淤，有无异常姿势或畸形，下肢肌肉是否萎缩，步态。

（2）触诊：膝部是否有压痛、有无积液。

（3）疼痛程度的评定。

（4）患侧下肢围度测量。

（5）膝部活动度评定。

（6）患侧下肢肌力评定。

（7）日常生活活动能力评定。

（8）心理功能评定。

（9）特殊检查：Lachman 试验、胫骨外旋试验、后抽屉试验。

（10）后交叉韧带强度评定：根据术后恢复程度是否开展。

3. 进行后交叉韧带损伤术后患者的康复治疗。

（1）术后健康教育。

（2）物理因子治疗：药物离子导入治疗仪、超短波治疗仪等。

（3）早期：踝泵运动、膝部肌肉等长收缩、CPM（术后三天内开展）等。

（4）中期：加强关节活动度、肌力、单拐行走练习。

（5）后期：进一步强化膝部关节活动度、肌力及稳定性，全面恢复膝部 ADL 动作。

【实训准备】

1. 实训物品：量角器、直尺、皮尺、PT 床、弹力绷带、膝关节支具、CPM、腋杖、绑带式沙袋、药物离子导入治疗仪、超短波治疗仪等。

2. 实训病例：患者张某，男，28 岁。1 周前踢足球时右膝遭侧面冲撞后失去重心，右膝关节着地摔倒，顿感右膝麻痛无力，尝试起立时打软腿，无法站立，立即就诊进行相应检查，X 光显示右膝部软组织肿胀、未见骨异常，次日核磁共振显示右膝关节后交叉韧带完全撕裂损伤，遂进行关节腔镜下后交叉韧带修补术。

【实训步骤】

1. 学生分组对提供的后交叉韧带损伤术后病例进行分析讨论。讨论内容包括后交叉韧带损伤术后病例诊断、康复问题、康复评定和康复治疗方法。

2. 针对具体疾病类型制定康复治疗计划与方案。

3. 学生每 2 人或 4 人一组，进行角色扮演，一人扮演患者，一人扮演治疗者，练习后交叉韧带损伤术后患者问诊、康复评定和康复治疗的方法。

（1）后交叉韧带损伤术后患者的问诊。

（2）后交叉韧带损伤术后患者的康复功能评定。

（3）记录评定结果并进行分析。

（4）确定后交叉韧带损伤术后的恢复程度、康复问题、康复治疗目标，制定康复治疗方案。

（5）后交叉韧带损伤术后的康复方法。

4. 完成实训报告，并进行自评与小组互评。

【实训注意事项】

1. 根据患者的临床症状与体征，结合影像学检查结果，明确患者韧带损伤程度，以便制定合适的短期、长期康复治疗目标以及康复训练方案。

2. 熟练掌握前、后交叉韧带损伤以及侧副韧带损伤的鉴别诊断。

【实训报告】

专业		班级	
姓名		学号	
实训内容			
实训目的			
实训器材			
实训步骤			
问诊	评定	康复问题	康复目标及治疗
实训体会			

【实训评价】

评价内容		自评	小组互评	教师评分
职业素养	仪容仪表（5分）			
	学习态度（5分）			
	自主探究（5分）			
	团队协作（5分）			
	医患沟通（5分）			
职业技能	问诊：患者基本信息、主诉、病因、现病史、既往史、防备性问题、个人与社会史、康复期望值（20分）			
	评定：视诊、触诊、疼痛程度的评定、患侧下肢围度测量、膝部活动度评定、患侧下肢肌力评定、日常生活活动能力评定、心理功能评定、特殊检查、后交叉韧带强度评定（20分）			
	确定患者后交叉韧带损伤术后恢复程度，明确康复问题（5分），制定康复目标（5分）			
	康复治疗：术后健康教育；物理因子治疗；运动疗法（早、中、后期）（20分）			
	顺序清晰，思路合理（5分）			
评价得分（100分）				

【改进建议】

⊙ 实训 2-15　股四头肌损伤康复（1）

【实训名称】股四头肌轻度损伤康复。

【实训学时】2 学时。

【实训目的】

1. 知识目标：掌握股四头肌损伤的临床表现、评定方法与康复治疗方法。

2. 能力目标：具备独立进行股四头肌损伤的问诊、评定技术与康复治疗技术的能力。

3. 思政目标：学会进行有效的医患沟通、关爱患者，树立良好的医德医风。

【实训内容】

1. 进行股四头肌损伤患者的问诊：关注股四头肌损伤机制、损伤表现。

2. 进行股四头肌损伤患者的评定。

（1）视诊：膝部有无红、肿、淤、异常姿势或畸形，步态。

（2）触诊：膝部是否有压痛、有无积液，能否触及股四头肌凹陷断裂处（完全断裂）。

（3）疼痛程度的评定。

（4）患侧下肢围度测量。

（5）膝部活动度评定。

（6）患侧下肢肌力评定。

（7）日常生活活动能力评定。

（8）心理功能评定。

3. 进行股四头肌损伤患者的康复治疗。

（1）制动期：开展 PRICE，24 小时后膝部肌肉进行等长收缩。

（2）关节活动康复期：膝部关节活动度训练（去重状态下伸膝运动，逐渐过渡至膝部被动全范围屈伸运动），扶拐行走练习。

（3）功能恢复期：膝部关节活动度训练（逐渐过渡至膝部主动全范围屈伸运动），膝部肌力训练。

（4）推拿按摩。

【实训准备】

1. 实训物品：量角器、直尺、皮尺、PT 床、弹力绷带、关节恢复器 CPM、绑带式沙袋、腋杖等。

2. 实训病例：徐某，男，27 岁，跨栏运动员。3 周前跨栏训练时突发左侧大腿前部疼痛伴轻度压痛，屈膝无法达到 90°，但无法达到全范围，步态呈现轻度跛行，立即前往医院就诊，就诊途中可见左侧大腿前轻度肿胀，就诊后诊断为股直肌轻度挫伤，后进行保守治疗，为进一步康复现转入康复科。

【实训步骤】

1. 学生分组对提供的股四头肌损伤病例进行分析讨论。讨论内容包括股四头肌损伤病例诊断、康复问题、康复评定和康复治疗方法。

2. 针对具体疾病类型制定康复治疗计划与方案。

3. 学生每2人或4人一组，进行角色扮演，一人扮演患者，一人扮演治疗者，练习股四头肌损伤患者问诊、康复评定和康复治疗的方法。

（1）股四头肌损伤患者的问诊。

（2）股四头肌损伤患者的康复功能评定。

（3）记录评定结果并进行分析。

（4）确定股四头肌损伤的程度、康复问题、康复治疗目标，制定康复治疗方案。

（5）股四头肌损伤的康复方法。

4. 完成实训报告，并进行自评与小组互评。

【实训注意事项】

1. 根据患者的临床症状与体征，结合影像学检查结果，明确患者肌肉损伤程度，以便制定合适的短期、长期康复治疗目标以及康复训练方案。

2. 熟练掌握股四头肌损伤分级所对应的临床表现与体征。

【实训报告】

专业		班级	
姓名		学号	
实训内容			
实训目的			
实训器材			
实训步骤			
问诊	评定	康复问题	康复目标及治疗
实训体会			

【实训评价】

	评价内容	自评	小组互评	教师评分
职业素养	仪容仪表（5分）			
	学习态度（5分）			
	自主探究（5分）			
	团队协作（5分）			
	医患沟通（5分）			
职业技能	问诊：患者基本信息、主诉、病因、现病史、既往史、防备性问题、个人与社会史、康复期望值（20分）			
	评定：视诊、触诊、疼痛程度的评定、患侧下肢围度测量、膝部活动度评定、患侧下肢肌力评定、日常生活活动能力评定、心理功能评定（20分）			
	确定患者股四头肌损伤程度，明确康复问题（5分），制定康复目标（5分）			
	康复治疗：制动期开展PRICE、24小时后膝部肌肉进行等长收缩；关节活动康复期；功能恢复期；推拿按摩（20分）			
	顺序清晰，思路合理（5分）			
评价得分（100分）				

【改进建议】

实训 2-16　股四头肌损伤康复（2）

【实训名称】股四头肌损伤术后康复。

【实训学时】2 学时。

【实训目的】

1. 知识目标：掌握股四头肌损伤术后的临床表现、评定方法与康复治疗方法。

2. 能力目标：具备独立进行股四头肌损伤术后的问诊、评定技术与康复治疗技术的能力。

3. 思政目标：培养学生严谨务实的工作态度，树立大医精诚的工作作风。

【实训内容】

1. 进行股四头肌损伤术后患者的问诊：关注股四头肌损伤机制、术后恢复程度。

2. 进行股四头肌损伤术后患者的评定。

（1）视诊：伤口有无红、肿、淤，有无异常姿势或畸形，下肢肌肉是否萎缩，步态。

（2）触诊：膝部是否有压痛、有无积液，能否触及股四头肌凹陷断裂处（完全断裂）。

（3）疼痛程度的评定。

（4）患侧下肢围度测量。

（5）膝部活动度评定。

（6）患侧下肢肌力评定。

（7）日常生活活动能力评定。

（8）心理功能评定。

3. 进行股四头肌损伤术后患者的康复治疗。

（1）术后健康教育。

（2）物理因子治疗：药物离子导入治疗仪、超短波治疗仪等。

（3）术后早期：术后当天膝部支具固定、踝泵运动，术后第三日膝部进行 CPM（无痛范围内逐渐扩大活动范围），术后第 2 周膝部进行无痛范围内主动运动。

（4）术后中期：无痛范围内加强关节活动度至全范围、改善膝部肌力、单拐行走练习。

（5）术后后期：进一步强化膝部关节活动度、肌力及稳定性，全面恢复膝部 ADL 动作。

【实训准备】

1. 实训物品：量角器、直尺、皮尺、PT 床、弹力绷带、膝关节支具、CPM、腋杖、绑带式沙袋、药物离子导入治疗仪、超短波治疗仪等。

2. 实训病例：徐某，男，27岁，跨栏运动员。3周前跨栏训练时突发左侧大腿前部撕裂样剧痛，无法屈膝，无法独立步态，立即前往医院就诊，就诊途中可见左侧大腿前中部肿胀，可触及肿块，就诊后诊断为股直肌完全断裂，后进行手术修补，现手术伤口愈合良好。

【实训步骤】

1. 学生分组对提供的股四头肌损伤术后病例进行分析讨论。讨论内容包括股四头肌损伤术后病例诊断、康复问题、康复评定和康复治疗方法。

2. 针对具体疾病类型制定康复治疗计划与方案。

3. 学生每2人或4人一组，进行角色扮演，一人扮演患者，一人扮演治疗者，练习股四头肌损伤术后患者问诊、康复评定和康复治疗的方法。

（1）股四头肌损伤术后患者的问诊。

（2）股四头肌损伤术后患者的康复功能评定。

（3）记录评定结果并进行分析。

（4）确定股四头肌损伤术后的恢复程度、康复问题、康复治疗目标，制定康复治疗方案。

（5）股四头肌损伤术后的康复方法。

4. 完成实训报告，并进行自评与小组互评。

【实训注意事项】

1. 根据患者的临床症状与体征，结合影像学检查结果，明确患者肌肉损伤程度，以便制定合适的短期、长期康复治疗目标以及康复训练方案。

2. 熟练掌握股四头肌损伤分级所对应的临床表现与体征。

【实训报告】

专业		班级	
姓名		学号	
实训内容			
实训目的			
实训器材			
实训步骤			

问诊	评定	康复问题	康复目标及治疗

实训体会	

【实训评价】

评价内容		自评	小组互评	教师评分
职业素养	仪容仪表（5分）			
	学习态度（5分）			
	自主探究（5分）			
	团队协作（5分）			
	医患沟通（5分）			
职业技能	问诊：患者基本信息、主诉、病因、现病史、既往史、防备性问题、个人与社会史、康复期望值（20分）			
	评定：视诊、触诊、疼痛程度的评定、患侧下肢围度测量、膝部活动度评定、患侧下肢肌力评定、日常生活活动能力评定、心理功能评定（20分）			
	确定患者股四头肌损伤术后恢复程度，明确康复问题（5分），制定康复目标（5分）			
	康复治疗：术后健康教育；物理因子治疗；运动疗法（术后早、中、后期）（20分）			
	顺序清晰，思路合理（5分）			
评价得分（100分）				

【改进建议】

⊙ 实训 2-17　肩袖肌腱断裂后康复（1）

【实训名称】肩袖肌腱部分断裂康复。

【实训学时】2 学时。

【实训目的】

1. 知识目标：掌握肩袖肌腱部分断裂的临床表现、评定方法与康复治疗方法。

2. 能力目标：具备独立进行肩袖肌腱部分断裂的问诊、评定技术与康复治疗技术的能力。

3. 思政目标：学会进行有效的医患沟通、关爱患者，树立良好的医德医风。

【实训内容】

1. 进行肩袖肌腱部分断裂患者的问诊：关注肩袖肌腱断裂的损伤机制、损伤表现。

2. 进行肩袖肌腱部分断裂患者的评定。

（1）视诊：肩部有无红、肿、淤、异常姿势或畸形，肩部肌肉是否萎缩（提示2~3 周）。

（2）触诊：肩部是否有压痛及部位、肩上举或旋转时有无弹响感、能否触及肩袖凹陷断裂处（完全断裂）。

（3）疼痛的评定：SAND（程度、区域、性质、深度）以及疼痛弧。

（4）患侧上肢围度测量。

（5）患侧肩关节活动度评定。

（6）患侧上肢肌力评定。

（7）特殊检查：患肩坠落试验。

（8）日常生活活动能力评定。

（9）心理功能评定。

（10）综合评定：UCLA 肩关节评分系统或 HSS 肩关节评分系统任选其一。

3. 进行肩袖肌腱部分断裂患者的康复治疗。

（1）制动期：开展 PRICE，3~4 周内支具固定于肩外展 30° 位，物理因子治疗，维持肘、腕活动度。

（2）关节活动康复期：肩部关节活动度训练（无痛范围内被动上举，随后外展、外旋，逐渐过渡全范围）。

（3）功能恢复期：肩部关节活动度训练（逐渐过渡主动全范围）、肩部肌力训练。

（4）推拿按摩。

【实训准备】

1. 实训物品：量角器、直尺、皮尺、PT 床、弹力绷带、肩外展支具、绑带式沙袋、超短波治疗仪等。

2. 实训病例：张某，男，30岁，健身爱好者，有长期锻炼习惯。因"锻炼后右肩疼痛两个月"入院。患者健身时不慎拉伤右侧肩膀，右肩平举外展时感右肩疼痛，一周后提拉重物感觉疼痛加剧，夜间疼痛持续，继而去本地医院检查，核磁显示冈上肌损伤、盂唇撕裂，要求制动和静养并且日常进行理疗。

【实训步骤】

1. 学生分组对提供的肩袖肌腱部分断裂病例进行分析讨论。讨论内容包括肩袖肌腱部分断裂病例诊断、康复问题、康复评定和康复治疗方法。

2. 针对具体疾病类型制定康复治疗计划与方案。

3. 学生每2人或4人一组，进行角色扮演，一人扮演患者，一人扮演治疗者，练习肩袖肌腱部分断裂患者问诊、康复评定和康复治疗的方法。

（1）肩袖肌腱断裂患者的问诊。

（2）肩袖肌腱部分断裂患者的康复功能评定。

（3）记录评定结果并进行分析。

（4）确定肩袖肌腱断裂的程度、康复问题、康复治疗目标，制定康复治疗方案。

（5）肩袖肌腱部分断裂的康复方法。

4. 完成实训报告，并进行自评与小组互评。

【实训注意事项】

1. 根据患者的临床症状与体征，结合影像学检查结果，明确患者肩袖损伤程度，以便制定合适的短期、长期康复治疗目标以及康复训练方案。

2. 拓展了解肩袖损伤的鉴别诊断。

【实训报告】

专业		班级	
姓名		学号	
实训内容			
实训目的			
实训器材			
实训步骤			

问诊	评定	康复问题	康复目标及治疗

实训体会	

【实训评价】

	评价内容	自评	小组互评	教师评分
职业素养	仪容仪表（5分）			
	学习态度（5分）			
	自主探究（5分）			
	团队协作（5分）			
	医患沟通（5分）			
职业技能	问诊：患者基本信息、主诉、病因、现病史、既往史、防备性问题、个人与社会史、康复期望值（20分）			
	评定：视诊、触诊、疼痛的评定、患侧上肢围度测量、患侧肩关节活动度评定、患侧上肢肌力评定、特殊检查、日常生活活动能力评定、心理功能评定、综合评定（20分）			
	确定患者肩袖肌腱断裂程度，明确康复问题（5分），制定康复目标（5分）			
	康复治疗：制动期；关节活动康复期；功能恢复期；推拿按摩（20分）			
	顺序清晰，思路合理（5分）			
评价得分（100分）				

【改进建议】

实训 2-18　肩袖肌腱断裂后康复（2）

【实训名称】肩袖肌腱断裂术后康复。

【实训学时】2 学时。

【实训目的】

1. 知识目标：掌握肩袖肌腱断裂术后的临床表现、评定方法与康复治疗方法。

2. 能力目标：具备独立进行肩袖肌腱断裂术后的问诊、评定技术与康复治疗技术的能力。

3. 思政目标：培养学生严谨务实的工作态度，树立大医精诚的工作作风。

【实训内容】

1. 进行肩袖肌腱断裂术后患者的问诊：关注肩袖肌腱断裂的损伤机制、损伤表现。

2. 进行肩袖肌腱断裂术后患者的评定。

① 视诊：伤口有无红、肿、淤等，异常姿势或畸形，肩部肌肉是否萎缩（提示 2～3 周）。

② 触诊：肩部是否有压痛及部位，肩上举或旋转时有无弹响感，能否触及肩袖凹陷断裂处（完全断裂）。

③ 疼痛的评定：SAND（程度、区域、性质、深度）以及疼痛弧。

④ 患侧上肢围度测量。

⑤ 患侧肩关节活动度评定。

⑥ 患侧上肢肌力评定（根据术后恢复情况是否开展）。

⑦ 特殊检查：患肩坠落试验（根据术后恢复情况是否开展）。

⑧ 日常生活活动能力评定。

⑨ 心理功能评定。

⑩ 综合评定：UCLA 肩关节评分系统或 HSS 肩关节评分系统任选其一。

3. 进行肩袖肌腱断裂术后患者的康复治疗。

（1）术后健康教育。

（2）物理因子治疗：超短波治疗仪等。

（3）术后早期：术后 3～4 周内支具固定于肩外展 30° 位，结合运动训练（术后第三日进行无痛范围内肩被动运动训练，术后第 2 周逐渐过渡至无痛范围内主动运动）。

（4）术后中期：改用三角巾悬吊，无痛范围内逐渐加强关节活动度至全范围，改善肌力。

（5）术后后期：进一步强化肩部关节活动度、肌力及稳定性，全面恢复肩部 ADL 动作。

【实训准备】

1. 实训物品：量角器、直尺、皮尺、PT床、弹力绷带、肩外展支具、三角巾、绑带式沙袋、哑铃、超短波治疗仪等。

2. 实训病例：张某，男，30岁，健身爱好者，有长期锻炼习惯。患者1个月前健身时不慎拉伤右侧肩膀，右肩平举外展时感右肩疼痛，休息后缓解。1周后提拉重物感觉右肩撕裂样剧痛，继而去本地医院检查。

查体：右肩压痛广泛，上肢外展不能，可闻及异常骨擦音，核磁显示冈上肌完全断裂，进行手术修补，术后压迫包扎、肩外展并以夹板固定3周，今转入我院开展康复治疗。

【实训步骤】

1. 学生分组对提供的肩袖肌腱断裂术后病例进行分析讨论。讨论内容包括肩袖肌腱断裂术后病例诊断、康复问题、康复评定和康复治疗方法。

2. 针对具体疾病类型制定康复治疗计划与方案。

3. 学生每2人或4人一组，进行角色扮演，一人扮演患者，一人扮演治疗者，练习肩袖肌腱断裂术后患者问诊、康复评定和康复治疗的方法。

（1）肩袖肌腱部分断裂术后患者的问诊。

（2）肩袖肌腱部分断裂术后患者的康复功能评定。

（3）记录评定结果并进行分析。

（4）确定肩袖肌腱断裂术后的恢复程度、康复问题、康复治疗目标，制定康复治疗方案。

（5）肩袖肌腱断裂术后的康复方法。

4. 完成实训报告，并进行自评与小组互评。

【实训注意事项】

1. 根据患者的临床症状与体征，结合影像学检查结果，明确患者肩袖损伤程度，以便制定合适的短期、长期康复治疗目标以及康复训练方案。

2. 强化肩部全范围无痛活动以及肩部力量，根据患者职业、兴趣爱好，考虑4~5月后是否介入间断的体育活动以恢复伤前体育运动水平。

【**实训报告**】

专业		班级	
姓名		学号	
实训内容			
实训目的			
实训器材			
实训步骤			

问诊	评定	康复问题	康复目标及治疗

实训体会	

【实训评价】

评价内容		自评	小组互评	教师评分
职业素养	仪容仪表（5分）			
	学习态度（5分）			
	自主探究（5分）			
	团队协作（5分）			
	医患沟通（5分）			
职业技能	问诊：患者基本信息、主诉、病因、现病史、既往史、防备性问题、个人与社会史、康复期望值（20分）			
	评定：视诊、触诊、疼痛的评定、患侧上肢围度测量、患侧肩关节活动度评定、患侧上肢肌力评定、特殊检查、日常生活活动能力评定、心理功能评定、综合评定（20分）			
	确定患者肩袖肌腱断裂术后恢复程度，明确康复问题（5分），制定康复目标（5分）			
	康复治疗：术后健康教育；物理因子治疗；运动疗法（术后早、中、后期）（20分）			
	顺序清晰，思路合理（5分）			
评价得分（100分）				

【改进建议】

◉ 实训 2-19　半月板损伤康复（1）

【实训名称】半月板轻度损伤康复。

【实训学时】2 学时。

【实训目的】

1. 知识目标：掌握半月板轻度损伤的临床表现、评定方法与康复治疗方法。

2. 能力目标：具备独立进行半月板轻度损伤的问诊、评定技术与康复治疗技术的能力。

3. 思政目标：学会进行有效的医患沟通、关爱患者，树立良好的医德医风。

【实训内容】

1. 进行半月板轻度损伤患者的问诊：关注膝部外伤史、半月板损伤的损伤机制、损伤表现。

2. 进行半月板轻度损伤患者的评定。

（1）视诊：膝部有无红、肿、淤、异常姿势或畸形，股四头肌内侧是否萎缩，步态。

（2）触诊：膝关节间隙是否有压痛，屈伸膝时有无弹响感及交锁现象。

（3）疼痛的评定：SAND（程度、区域、性质、深度）。

（4）患侧下肢围度测量。

（5）患侧膝关节活动度评定。

（6）患侧下肢肌力评定。

（7）特殊检查：浮髌试验、摇摆试验、回旋挤压试验（McMurray 试验）。

（8）日常生活活动能力评定。

（9）心理功能评定。

3. 进行半月板轻度损伤患者的康复治疗。

（1）制动期：开展 PRICE，2～3 周内支具固定于伸膝位，物理因子治疗（不带热量的理疗）；髋、踝活动训练。

（2）关节活动康复期：物理因子治疗（带热量的理疗）、膝部关节活动度训练（无痛范围内被动屈伸逐渐过渡全范围）、扶拐行走。

（3）功能恢复期：膝部关节活动度训练（逐渐过渡主动全范围）、下肢负重及平衡训练；膝部肌力训练、膝部 ADL 动作训练。

（4）推拿按摩。

【实训准备】

1. 实训物品：量角器、直尺、皮尺、PT 床、弹力绷带、伸膝支具、绑带式沙袋、直流电药物离子导入治疗仪、蜡疗等。

2. 实训病例：张某，男，20 岁，校足球队运动员。今日上午踢球时右膝部发生碰撞，感右膝前内侧、后外侧疼痛，关节轻度交锁，中午发现膝部出现轻度肿胀，遂前往当地医院就诊。

查体：右膝关节间隙内侧轻度压痛，浮髌试验（阳性），回旋挤压试验（阳性），摇摆试验（阳性），X线片检查未发现外伤性骨骼损伤。

【实训步骤】

1. 学生分组对提供的半月板轻度损伤病例进行分析讨论。讨论内容包括半月板轻度损伤病例诊断、康复问题、康复评定和康复治疗方法。

2. 针对具体疾病类型制定康复治疗计划与方案。

3. 学生每2人或4人一组，进行角色扮演，一人扮演患者，一人扮演治疗者，练习半月板轻度损伤患者问诊、康复评定和康复治疗的方法。

（1）半月板损伤患者的问诊。

（2）半月板损伤患者的康复功能评定。

（3）记录评定结果并进行分析。

（4）确定半月板损伤的程度、康复问题、康复治疗目标，制定康复治疗方案。

（5）半月板轻度损伤的康复方法。

4. 完成实训报告，并进行自评与小组互评。

【实训注意事项】

1. 明确半月板损伤机制与损伤程度，以便制定针对性短期、长期康复目标以及康复训练方案。

2. 当存在以下情况时，需当机立断进行手术修补：多数半月板急性损伤经保守治疗无法完全愈合，转化为慢性损伤；判定膝部因半月板损伤导致血肿严重、交锁现象明显者。

【实训报告】

专业		班级	
姓名		学号	
实训内容			
实训目的			
实训器材			
实训步骤			

问诊	评定	康复问题	康复目标及治疗

实训体会	

【实训评价】

	评价内容	自评	小组互评	教师评分
职业素养	仪容仪表（5分）			
	学习态度（5分）			
	自主探究（5分）			
	团队协作（5分）			
	医患沟通（5分）			
职业技能	问诊：患者基本信息、主诉、病因、现病史、既往史、防备性问题、个人与社会史、康复期望值（20分）			
	评定：视诊、触诊、疼痛的评定、患侧下肢围度测量、患侧膝关节活动度评定、患侧下肢肌力评定、特殊检查、日常生活活动能力评定、心理功能评定（20分）			
	确定患者半月板损伤程度，明确康复问题（5分），制定康复目标（5分）			
	康复治疗：制动期；关节活动康复期；功能恢复期；推拿按摩（20分）			
	顺序清晰，思路合理（5分）			
评价得分（100分）				

【改进建议】

⊙ 实训 2-20　半月板损伤康复（2）

【实训名称】半月板体部缝合术后康复。

【实训学时】2 学时。

【实训目的】

1. 知识目标：掌握半月板损伤术后的临床表现、评定方法与康复治疗方法。

2. 能力目标：具备独立进行半月板损伤术后的问诊、评定技术与康复治疗技术的能力。

3. 思政目标：培养学生严谨务实的工作态度，树立大医精诚的工作作风。

【实训内容】

1. 进行半月板体部缝合术术后患者的问诊：膝部外伤史、关注半月板损伤的损伤机制、术后恢复程度。

2. 进行半月板体部缝合术术后患者的评定。

（1）视诊：伤口有无红、肿、淤等，异常姿势或畸形，股内侧肌是否萎缩。

（2）触诊：膝间隙是否有压痛，屈伸膝时有无弹响感及交锁现象。

（3）疼痛的评定：SAND（程度、区域、性质、深度）。

（4）患侧下肢围度测量。

（5）患侧膝关节活动度评定。

（6）患侧下肢肌力评定（根据术后恢复情况是否开展）。

（7）特殊检查：浮髌试验、摇摆试验、回旋挤压试验（McMurray 试验）。

（8）日常生活活动能力评定。

（9）心理功能评定。

3. 进行半月板体部缝合术术后患者的康复治疗。

（1）术后健康教育：半月板体部缝合术术后 4 周内不可负重，1～2 周内不进行屈膝练习；4 周内不进行主动屈膝练习。

（2）物理因子治疗：超短波治疗仪等。

（3）术后早期：术后 2 周内支具固定于伸膝位；结合运动训练（术后尽快进行踝泵运动、支具保护下直腿抬高练习、大腿肌肉等长收缩练习）。

（4）术后中期：2～4 周内进行无痛范围内被动屈伸膝逐渐至全范围。

（5）术后后期：4 周后强化主动屈伸膝至全范围，训练膝部肌力，全面恢复膝部 ADL 动作。

【实训准备】

1. 实训物品：量角器、直尺、皮尺、PT 床、弹力绷带、伸膝支具、绑带式沙袋、超短波治疗仪等。

2. 实训病例：张某，男，20 岁，校足球队运动员。4 周前踢球时右膝部发生碰撞，感右膝前内侧、后外侧剧烈疼痛，关节交锁，膝部明显肿胀，遂前往当地医院就诊。

查体：右膝关节间隙内侧压痛点明显，浮髌试验（阳性），回旋挤压试验（阳性），摇摆试验（阳性）。X线片检查未发现外伤性骨骼损伤。次日行右膝关节镜下半月板体部缝合术，现手术伤口愈合良好，右膝轻度活动受限，右侧大腿轻度萎缩。

【实训步骤】

1. 学生分组对提供的半月板体部缝合术术后病例进行分析讨论。讨论内容包括半月板体部缝合术术后病例诊断、康复问题、康复评定和康复治疗方法。

2. 针对具体疾病类型制定康复治疗计划与方案。

3. 学生每2人或4人一组，进行角色扮演，一人扮演患者，一人扮演治疗者，练习半月板体部缝合术术后患者问诊、康复评定和康复治疗的方法。

（1）半月板体部缝合术术后患者的问诊。

（2）半月板体部缝合术术后患者的康复功能评定。

（3）记录评定结果并进行分析。

（4）确定半月板体部缝合术术后的恢复程度、康复问题、康复治疗目标，制定康复治疗方案。

（5）半月板体部缝合术术后的康复方法。

4. 完成实训报告，并进行自评与小组互评。

【实训注意事项】

1. 半月板损伤严重或长期慢性半月板损伤患者行手术治疗，包括关节镜下手术缝合、半月板切除及部分切除术、同种异体半月板移植术，其中半月板前、后角缝合术患者早期可部分负重，体部缝合术患者4周内完全不负重。

2. 训练过程中需预防、解决关节粘连和肌肉萎缩等并发症，同时注重加强膝部关节活动度、肌力，提高膝关节的控制力和稳定性。

【实训报告】

专业		班级	
姓名		学号	
实训内容			
实训目的			
实训器材			
实训步骤			

问诊	评定	康复问题	康复目标及治疗

实训体会	

【实训评价】

评价内容		自评	小组互评	教师评分
职业素养	仪容仪表（5分）			
	学习态度（5分）			
	自主探究（5分）			
	团队协作（5分）			
	医患沟通（5分）			
职业技能	问诊：患者基本信息、主诉、病因、现病史、既往史、防备性问题、个人与社会史、康复期望值（20分）			
	评定：视诊、触诊、疼痛的评定、患侧下肢围度测量、患侧膝关节活动度评定、患侧下肢肌力评定、特殊检查、日常生活活动能力评定、心理功能评定（20分）			
	确定患者半月板体部缝合术术后恢复程度，明确康复问题（5分），制定康复目标（5分）			
	康复治疗：术后健康教育；物理因子治疗；运动疗法（术后早、中、后期）（20分）			
	顺序清晰，思路合理（5分）			
评价得分（100分）				

【改进建议】

⊙ 实训 2-21　手外伤康复（1）

【实训名称】拇指再植术后早期康复。

【实训学时】2 学时。

【实训目的】

1. 知识目标：掌握拇指再植术后早期的临床表现、评定方法与康复治疗方法。

2. 能力目标：具备独立进行拇指再植术后早期的问诊、评定技术与康复治疗技术的能力。

3. 思政目标：培养学生关爱患者的职业素养，建立生物–心理–社会–环境的现代医学模式。

【实训内容】

1. 进行拇指再植术后早期患者的问诊：关注损伤机制、术后时间及恢复程度、有无并发症。

2. 进行拇指再植术后早期患者的评定。

（1）视诊：手术伤口愈合情况；皮肤情况（色泽、粗糙程度、红、肿、瘀等）、瘢痕情况、手的姿势以及有无畸形。

（2）触诊：皮温、皮肤毛细血管反应、软组织弹性、有无压痛点及部位。

（3）叩诊：检查 Tinel 征，判断神经吻合程度。

（4）疼痛程度的评定。

（5）拇指长度及围度测量。

（6）感觉评定：SW 单纤维感觉测定，手指浅感觉、深感觉、复合感觉评定。

（7）日常生活活动能力评定。

（8）心理评定。

3. 进行拇指再植术后早期患者的康复治疗。

（1）抬高患侧手部高于心脏平面，无痛情况下进行向心性按摩。

（2）物理因子治疗：超短波、紫外线等理疗消炎、消肿、镇痛、促进愈合，促进神经生长。

（3）感觉再训练。

（4）心理康复。

【实训准备】

1. 物品准备：PT 床、直尺、皮尺、棉签、大头针、分脚叩诊锤、SW 单纤维感觉测定器、手夹板、超短波治疗仪、紫外线治疗仪等。

2. 实训病例：患者王某，男，40 岁，技工。使用电锯时因操作不当导致锯断右手拇指，急入院行"拇指再植术"。术后固定 1 周，转入康复科进行康复治疗。

查体：右手拇指近节一环形手术伤口，周围组织肿胀，有压痛、叩击痛，感觉丧失。

【实训步骤】

1. 学生分组对提供的拇指再植术后早期病例进行分析讨论。讨论内容包括拇指再植术后早期病例的康复问题、康复评定和康复治疗方法。

2. 针对具体疾病类型制定康复治疗计划与方案。

3. 学生每2人或4人一组，进行角色扮演，一人扮演患者，一人扮演治疗者，练习拇指再植术后早期患者问诊、康复评定和康复治疗的方法。

（1）拇指再植术后早期患者的问诊。

（2）拇指再植术后早期患者的康复功能评定。

（3）记录评定结果并进行分析。

（4）确定拇指再植术后早期的康复问题、康复治疗目标，制定康复治疗方案。

（5）拇指再植术后早期的康复方法。

4. 完成实训报告，并进行自评与小组互评。

【实训注意事项】

1. 在再植术后康复训练过程中，早期应将手部固定在功能位并加以固定，中后期坚持手指活动，预防手部产生屈曲挛缩畸形，同时促进肌肉、肌腱、神经的生长修复。

2. 断指再植术是骨、肌肉、神经等组织的综合性手术，需针对患者的损伤部位、损伤组织的结构特点以及所处恢复阶段，针对性制定短期、长期康复治疗目标以及康复训练方法，综合运用理疗、运动疗法、作业疗法等康复治疗方法最大限度恢复手功能。

【实训报告】

专业		班级	
姓名		学号	
实训内容			
实训目的			
实训器材			
实训步骤			

问诊	评定	康复问题	康复目标及治疗

实训体会	

【实训评价】

	评价内容	自评	小组互评	教师评分
职业素养	仪容仪表（5分）			
	学习态度（5分）			
	自主探究（5分）			
	团队协作（5分）			
	医患沟通（5分）			
职业技能	问诊：患者基本信息、主诉、病因、现病史、既往史、防备性问题、个人与社会史、康复期望值（20分）			
	评定：视诊、触诊、叩诊、疼痛程度的评定、拇指长度及围度测量、感觉评定、日常生活活动能力评定、心理评定（20分）			
	确定拇指再植术后早期患者的康复问题（5分），制定康复目标（5分）			
	康复治疗：抬高患侧、物理因子治疗、感觉再训练、心理康复（20分）			
	顺序清晰，思路合理（5分）			
	评价得分（100分）			

【改进建议】

⊙ 实训 2-22 手外伤康复（2）

【**实训名称**】拇指再植术后中期康复。

【**实训学时**】2 学时。

【**实训目的**】

1. 知识目标：掌握拇指再植术后中期的临床表现、评定方法与康复治疗方法。

2. 能力目标：具备独立进行拇指再植术后中期的问诊、评定技术与康复治疗技术的能力。

3. 思政目标：培养学生关爱患者的职业素养，建立生物–心理–社会–环境的现代医学模式。

【**实训内容**】

1. 进行拇指再植术后中期患者的问诊：关注损伤机制、术后时间及恢复程度、有无并发症。

2. 进行拇指再植术后中期患者的评定。

（1）视诊：手术伤口愈合情况、皮肤情况（色泽、粗糙程度、红、肿、瘀等）、瘢痕情况、手的姿势以及有无畸形。

（2）触诊：皮温、皮肤毛细血管反应、软组织弹性、有无压痛点及部位。

（3）疼痛的评定：SAND。

（4）拇指长度、围度、体积测量。

（5）拇指感觉评定：SW 单纤维感觉测定，手指浅感觉、深感觉、复合感觉评定。

（6）手关节活动度评定：重点测量拇指 MP、IP 关节活动度，判断其余各指是否受限。

（7）手肌力评定：重点测量拇指肌力、捏力，判断其余各指是否下降。

（8）手整体功能评定：Jebsen 手功能评定系统器材、9 孔插板任选其一。

（9）日常生活活动能力评定。

（10）心理评定。

3. 进行拇指再植术后中期患者的康复治疗。

（1）物理因子治疗：超声波、药物离子导入等理疗软化瘢痕、促进神经再生。

（2）运动治疗：手部关节活动训练、肌力训练、关节松动术（视病情选择）。

（3）作业疗法：感觉再训练、加强手精细活动以及 ADL 训练。

（4）心理康复。

【**实训准备**】

1. 物品准备：PT 床、量角器、直尺、皮尺、棉签、大头针、分脚叩诊锤、SW 单纤维感觉测定器、Jebsen 手功能评定系统、9 孔插板、握力计、捏力计、超声波治疗仪、药物离子导入治疗仪、木插板、手指阶梯、手部 ADL 训练器具（如杯子、筷子、插头、钥匙、勺子等）等。

2. 实训病例：王某，男，40岁，技工。使用电锯时因操作不当导致锯断右手拇指，急入院行"拇指再植术"。术后固定6周，现转入康复科进行康复治疗。

查体：右手拇指近节一环形手术瘢痕，周围组织轻度肿胀，有压痛，无叩击痛，指端血运尚可，感觉丧失。

【实训步骤】

1. 学生分组对提供的拇指再植术后中期病例进行分析讨论。讨论内容包括拇指再植术后中期病例的康复问题、康复评定和康复治疗方法。

2. 针对具体疾病类型制定康复治疗计划与方案。

3. 学生每2人或4人一组，进行角色扮演，一人扮演患者，一人扮演治疗者，练习拇指再植术后中期患者问诊、康复评定和康复治疗的方法。

（1）拇指再植术后中期患者的问诊。

（2）拇指再植术后中期患者的康复功能评定。

（3）记录评定结果并进行分析。

（4）确定拇指再植术后中期的康复问题、康复治疗目标，制定康复治疗方案。

（5）拇指再植术后中期的康复方法。

4. 完成实训报告，并进行自评与小组互评。

【实训注意事项】

1. 在再植术后康复训练过程中，早期应将手部固定在功能位并加以固定，中后期坚持手指活动，预防手部产生屈曲挛缩畸形，同时促进肌肉、肌腱、神经的生长修复。

2. 断指再植术是骨、肌肉、神经等组织的综合性手术，需针对患者的损伤部位、损伤组织的结构特点以及所处恢复阶段，针对性制定短期、长期康复治疗目标以及康复训练方法，综合运用理疗、运动疗法、作业疗法等康复治疗方法最大限度恢复手功能。

【实训报告】

专业		班级	
姓名		学号	
实训内容			
实训目的			
实训器材			
实训步骤			

问诊	评定	康复问题	康复目标及治疗

实训体会	

【实训评价】

	评价内容	自评	小组互评	教师评分
职业素养	仪容仪表（5分）			
	学习态度（5分）			
	自主探究（5分）			
	团队协作（5分）			
	医患沟通（5分）			
职业技能	问诊：患者基本信息、主诉、病因、现病史、既往史、防备性问题、个人与社会史、康复期望值（20分）			
	评定：视诊、触诊、疼痛的评定、拇指长度围度体积测量、拇指感觉评定、手关节活动度评定、手肌力评定、手整体功能评定、日常生活活动能力评定、心理评定（20分）			
	确定拇指再植术后中期患者的康复问题（5分），制定康复目标（5分）			
	康复治疗：物理因子治疗、心理康复、运动治疗、作业疗法（20分）			
	顺序清晰，思路合理（5分）			
评价得分（100分）				

【改进建议】

项目 3　心肺与代谢疾病康复

⊙ 实训 3-1　冠心病康复

【实训名称】冠心病康复。

【实训学时】2 学时。

【实训目的】

1. 知识目标：掌握冠心病的临床分型、康复分期、诊断、评定方法与康复治疗方法。

2. 能力目标：具备独立进行冠心病问诊、评定技术与康复治疗技术的能力。

3. 思政目标：学会进行有效的医患沟通、关爱患者，树立良好的医德医风。

【实训内容】

1. 进行冠心病患者的问诊：患者基本信息、主诉、病因、现病史、既往史、防备性问题、个人与社会史、康复期望值。

2. 进行冠心病患者的评定。

（1）心功能分级评定。

（2）心电运动试验：症状限制性运动试验（以运动诱发呼吸或循环不良的症状和体征、心电图异常及心血管运动反应异常作为运动终点的试验方法）、低水平运动试验（常以特定心率、血压和症状为终止指标）。

（3）超声心动图运动实验。

（4）6 分钟步行实验。

（5）生存质量评定：采用生存质量评定量表评定，如健康状况调查问卷（SF-36）。

3. 进行冠心病患者的康复治疗。

（1）Ⅰ期康复：床上活动、呼吸训练、坐位训练、步行训练、保持大便通畅、走楼梯、心理康复与常识宣教。

（2）Ⅱ期康复：散步、医疗体操、气功、家庭卫生、厨房活动、园艺活动、邻近区域购物等。

（3）Ⅲ期康复：有氧训练（制订有氧训练运动处方）、循环抗阻训练、柔韧性训练、医疗体操、作业训练、放松性训练、行为治疗、心理治疗等。

【实训准备】

1. 物品准备：PT 床、健康状况调查问卷、活动平板、功率自行车、手摇车、必要的等长收缩运动器械、12 导联运动心电图仪、血压计。

2. 实训病例：王某，男，55 岁。因"胸骨后压榨性疼痛伴恶心 2 小时"入院。患者 2 小时前搬重物突感胸骨后压榨性疼痛伴恶心，口服硝酸甘油无法缓解，急入院。

查体：患者面部呈现痛苦面容，心电图显示：V1～5 导联 ST 段抬高、QRS 波成 Qr 型。经急诊、心内科救治后现已缓解。

【实训步骤】

1. 学生分组对提供的冠心病病例进行分析讨论。讨论内容包括康复问题、康复评定和康复治疗方法。

2. 针对具体疾病类型制定康复治疗计划与方案。

3. 学生每 2 人或 4 人一组，进行角色扮演，一人扮演患者，一人扮演治疗者，练习冠心病患者问诊、康复评定和康复治疗的方法。

（1）冠心病患者的问诊。

（2）冠心病患者的康复功能评定。

（3）记录评定结果并进行分析。

（4）确定冠心病的康复分期、康复治疗目标，制定康复治疗方案。

（5）冠心病的康复方法。

4. 完成实训报告，并进行自评与小组互评。

【实训注意事项】

1. 根据患者所处冠心病康复分期，根据所处分期康复目标、康复原则制定针对性康复训练方案。

2. 针对冠心病患者进行康复评定以及康复训练时，需把控强度，并准备充足完善的急救物品，以便应急。

【实训报告】

专业		班级	
姓名		学号	
实训内容			
实训目的			
实训器材			
实训步骤			

问诊	评定	康复问题	康复目标及治疗

实训体会	

【实训评价】

评价内容		自评	小组互评	教师评分
职业素养	仪容仪表（5分）			
	学习态度（5分）			
	自主探究（5分）			
	团队协作（5分）			
	医患沟通（5分）			
职业技能	问诊：患者基本信息、主诉、病因、现病史、既往史、防备性问题、个人与社会史、康复期望值（20分）			
	评定：心功能分级、心电运动试验、6分钟步行实验、生存质量评定（20分）			
	确定患者冠心病康复分期，明确康复问题（5分），制定康复目标（5分）			
	康复治疗：心理康复与常识宣教、医疗体操、制订有氧训练运动处方、放松性训练、心理治疗（20分）			
	顺序清晰，思路合理（5分）			
评价得分（100分）				

【改进建议】

实训 3-2　慢性阻塞性肺疾病康复

【实训名称】慢性阻塞性肺疾病康复。

【实训学时】2 学时。

【实训目的】

1. 知识目标：掌握慢性阻塞性肺疾病的诊断、严重程度分级与康复治疗方法。

2. 能力目标：具备独立进行慢性阻塞性肺疾病问诊、评定技术与康复治疗技术的能力。

3. 思政目标：培养学生关爱患者的意识，树立医疗风险防范意识。

【实训内容】

1. 进行慢性阻塞性肺疾病患者的问诊：患者基本信息、主诉、病因、现病史、既往史、防备性问题、个人与社会史、康复期望值。

2. 进行慢性阻塞性肺疾病患者的评定。

（1）肺部听诊。

（2）体格检查：检查项目包括肺气肿的程度、横隔的活动度、呼吸方式，肺部啰音，心脏的大小，肝脏的大小，有无下肢水肿。

（3）症状评估以及肺功能检查。

（4）活动平板试验：场地布置、操作流程、终止试验的指征及注意事项等。

（5）6 分钟步行试验：场地布置、操作流程及注意事项等。

3. 进行慢性阻塞性肺疾病患者的康复治疗。

（1）呼吸训练：放松体位：前倾依靠位、椅后依靠位、前倾站位；缩唇呼气法；暗示呼吸法；缓慢呼吸。

（2）排痰训练：体位引流（5 种基本体位及适用情况）；手法排痰（叩击法、震动法、挤压法）；咳嗽训练（有效咳嗽的方法及步骤）。

（3）运动训练：上下肢耐力肌力训练、柔韧性训练、平衡训练。

（4）呼吸肌训练：腹肌训练；吹蜡烛；吹瓶法。

【实训准备】

1. 物品准备：皮尺、秒表、手指血氧仪、沙袋、枕头、椅子（带靠背）、听诊器、血压仪、活动平板、自感劳累分级表。

2. 实训病例：患者王某，女，58 岁，已退休。因"中重度慢性阻塞性肺疾病"入院。患者洗澡时只能采取坐位，其他日常生活活动均可完成，主诉提重物行走时、上楼梯时、上坡时存在困难。42 年烟龄，现已戒烟。

肺功能检测：FEV1/FVC 为 57%，FEV1 预计为 43%。静止心率 77 次/分钟。开展 6 分钟步行试验时最远步行距离 456 米，中途没有休息，但伴有气促。

【实训步骤】

1. 学生分组对提供的慢性阻塞性肺疾病病例进行分析讨论。讨论内容包括慢性阻塞性肺疾病病例诊断、慢性阻塞性肺疾病严重程度分级、康复问题和康复治疗方法。

2. 针对具体疾病类型制定康复治疗计划与方案。

3. 学生每2人或4人一组，进行角色扮演，一人扮演患者，一人扮演治疗者，练习慢性阻塞性肺疾病患者问诊、康复评定和康复治疗的方法。

（1）慢性阻塞性肺疾病患者的问诊。

（2）慢性阻塞性肺疾病患者的康复功能评定。

（3）记录评定结果并进行分析。

（4）确定慢性阻塞性肺疾病严重程度分级、康复治疗目标，制定康复治疗方案。

（5）慢性阻塞性肺疾病的康复方法。

4. 完成实训报告，并进行自评与小组互评。

【实训注意事项】

1. 慢性阻塞性肺疾病的康复训练计划是以运动疗法为核心的综合性康复治疗，加强心肺耐力与周围性肌肉耐力是心肺康复的最终目的，因此只要慢性阻塞性肺疾病患者有呼吸困难、运动耐力下降或是活动受限即为心肺康复适应证。

2. 针对慢性阻塞性肺疾病患者开展康复训练应重视健康宣教，涵盖药物使用、氧气使用、感冒预防、戒烟等各方面。

【实训报告】

专业		班级	
姓名		学号	
实训内容			
实训目的			
实训器材			
实训步骤			
问诊	评定	康复问题	康复目标及治疗
实训体会			

【实训评价】

	评价内容	自评	小组互评	教师评分
职业素养	仪容仪表（5分）			
	学习态度（5分）			
	自主探究（5分）			
	团队协作（5分）			
	医患沟通（5分）			
职业技能	问诊：患者基本信息、主诉、病因、现病史、既往史、防备性问题、个人与社会史、康复期望值（20分）			
	评定：肺部听诊、体格检查、肺功能检查、症状评估、活动平板实验、6分钟步行实验（20分）			
	确定患者慢性阻塞性肺疾病严重程度分级，明确康复问题（5分），制定康复目标（5分）			
	康复治疗：呼吸训练、排痰训练、运动训练、呼吸肌训练（20分）			
	顺序清晰，思路合理（5分）			
	评价得分（100分）			

【改进建议】

项目 4 外科相关疾病康复

实训 4-1 烧伤后康复

【实训名称】烧伤后康复。

【实训学时】2 学时。

【实训目的】

1. 知识目标：掌握烧伤的康复评定、康复治疗原则、康复治疗方法与正确的体位摆放。

2. 能力目标：具备独立进行烧伤后评定技术与康复治疗技术的能力。

3. 思政目标：培养学生严谨认真的工作态度。

【实训内容】

1. 进行烧伤后患者的问诊：患者基本信息、主诉、病因、现病史、既往史、防备性问题、个人与社会史、康复期望值。

2. 进行烧伤后患者的评定。

（1）烧伤面积的评定：采用中国九分法和手掌法计算烧伤面积。

（2）烧伤深度的评定：采用三度四分法。

（3）烧伤严重程度的评定：按烧伤面积和烧伤深度两项指标。

（4）肥厚性瘢痕的评定：评定瘢痕的部位、大小、厚度、弹性、成熟程度及与周围组织（器官）的关系等。

3. 进行烧伤后患者的康复治疗。

（1）物理因子治疗：常用的理疗方法有紫外线照射、红外线照射、电光浴、超短波、冷疗法、水疗、高压氧治疗、超声波、音频、直流电离子导入等理疗方法。

（2）运动疗法：宜少量多次进行，常用被动关节活动、主动关节活动和助力关节活动、牵引、可采用徒手操和棍棒操、器械训练、被动关节活动、瘢痕牵张与按摩等方法。

（3）体位摆放：体位摆放的总原则就是采取伸展位，配合经常性的主动活动和定时的体位变换。体位摆放要根据患者的需要而个别拟定。

（4）矫形器应用：患者不能自觉维持正确功能体位时，矫形器是固定体位的有效措施。

（5）压力治疗：主要有弹力绷带、烧伤压力衣等方法。每天除洗涤、进食、涂润滑剂外，必须持续加压治疗。

【实训准备】

1. 物品准备：日常生活活动训练用具、作业治疗训练用品、弹力绷带、烧伤压力衣、Barthel 指数量表、"Micro-Tower"量表、汉密尔顿抑郁量表和焦虑自评量表等、PT 床、常用的理疗仪器、常用运动训练器械（手功能训练器械、关节活动度训练器械、肋木、拉力器、跑步机、划船器、握力器、哑铃等）、矫形器、通用量角器等。

2. 实训病例：杨某，男，6 岁，2 小时前在家玩耍时不慎打翻开水，烫伤颈部、双上肢、胸腹部，紧急前往当地市医院就诊。

查体：患儿哭闹不止，疼痛面容，颈部创面大量水疱，基底潮红；双上肢、胸腹部创面基底红白相间。

【实训步骤】

1. 学生分组对提供的烧伤后病例进行分析讨论。讨论内容包括烧伤康复问题、康复评定和正确体位摆放与康复治疗方法。

2. 针对具体疾病类型制定康复治疗计划与方案。

3. 学生每 2 人或 4 人一组，进行角色扮演，一人扮演患者，一人扮演治疗者，练习烧伤后患者问诊、康复评定和康复治疗的方法。

（1）烧伤后患者的问诊。

（2）烧伤后患者的康复功能评定。

（3）记录评定结果并进行分析。

（4）确定烧伤严重程度、康复治疗目标、制定康复治疗方案。

（5）烧伤后的康复方法。

4. 完成实训报告，并进行自评与小组互评。

【实训注意事项】

1. 现代康复医学中，烧伤的治疗目标不再是修复创面、挽救生命，而是强调预防和减轻烧伤后的畸形、恢复功能、改善外观、帮助患者重返社会、提高患者生活质量。

2. 烧伤患者的预后影响因素较多，既包括烧伤面积与深度，还包括清创处理和康复治疗，其中积极开展清创可促进创面修复往往最易被忽视。

【实训报告】

专业		班级	
姓名		学号	
实训内容			
实训目的			
实训器材			
实训步骤			

问诊	评定	康复问题	康复目标及治疗

实训体会	

【实训评价】

评价内容		自评	小组互评	教师评分
职业素养	仪容仪表（5分）			
	学习态度（5分）			
	自主探究（5分）			
	团队协作（5分）			
	医患沟通（5分）			
职业技能	问诊：患者基本信息、主诉、病因、现病史、既往史、防备性问题、个人与社会史、康复期望值（20分）			
	评定：烧伤面积的评定、烧伤深度评定、烧伤严重程度的评定、肥厚性瘢痕的评定（20分）			
	明确烧伤患者的康复问题（5分），制定康复目标（5分）			
	康复治疗：理疗、运动疗法、正确体位摆放、矫正器的应用、压力治疗（20分）			
	顺序清晰，思路合理（5分）			
评价得分（100分）				

【改进建议】

项目 5　儿童疾病康复

实训 5-1　儿童脑性瘫痪康复（1）

【实训名称】痉挛型脑性瘫痪康复。

【实训学时】2 学时。

【实训目的】

1. 知识目标：掌握儿童脑性瘫痪的分型、早期诊断、严重程度判断、评定方法与康复治疗方法。

2. 能力目标：具备独立进行儿童脑性瘫痪分型、评定技术与不同类型脑瘫儿童的康复治疗方法。

3. 思政目标：学会关爱患者，培养学生良好的医德医风。

【实训内容】

1. 进行儿童脑性瘫痪患者的问诊：患者基本信息、主诉、病因、现病史、既往史、防备性问题、个人与社会史、康复期望值。

2. 进行儿童脑性瘫痪患者的评定。

（1）身体发育程度评定：包括一般发育情况、精神心理状态。

（2）运动功能评定方法：包括对全身粗大运动发育、精细运动发育、肌力、肌张力、关节活动度的评定，掌握患儿的运动功能情况。

（3）神经发育综合评定方法：包括对脊髓水平、脑干水平、中脑及大脑皮质水平反射的评定，掌握神经发育情况。

3. 进行不同类型脑性瘫痪患者的康复治疗。

（1）运动疗法

① 控制关键点：头部关键点的控制、肩胛带及上肢关键点的控制、躯干（脊柱）关键点的控制、骨盆带及下肢关键点的控制。

② 头部控制训练。

③ 肌肉牵伸训练。

④ 翻身活动训练。

⑤ 坐位平衡训练。

⑥ 爬行训练。

⑦ 站立训练。

⑧ 行走训练：平行杠中训练、学步车训练。

（2）作业疗法

① 保持正常姿势。

② 促进上肢功能发育。

③ 促进日常生活活动能力训练。

④ 促进感觉知觉运动发育。

【实训准备】

1. 物品准备：PT 床、皮尺、三角尺、量角器、叩诊锤、平衡板、Bobath 球、站立架、平行杆、助行器、材料体积不同的儿童玩具若干、70cm 左右长布娃娃，脑瘫儿童粗大运动功能评估量表、肌张力评定分类表、改良 Ashworth 分级量表，笔、纸等。

2. 实训病例：患者杨某，男，4 岁。因"运动发育落后"入院。患儿出生后有"新生儿缺氧缺血性脑病"病史，运动发育、智力发育落后于正常同龄儿童。

查体：双下肢肌张力高，仅弯腰撑手坐，不可独立坐，不可独立步行，扶持下步行呈交叉剪刀步态，双下肢活动度差、肌力低，双手精细动作稍差，语言理解能力、表达能力较差，反应迟钝。

【实训步骤】

1. 学生分组对提供的儿童脑性瘫痪病例进行分析讨论。讨论内容包括儿童脑性瘫痪病例诊断、康复问题、康复评定和康复治疗方法。

2. 针对具体疾病类型制定康复治疗计划与方案。

3. 学生每 2 人或 4 人一组，进行角色扮演，一人扮演患者，一人扮演治疗者，练习儿童脑性瘫痪患者问诊、康复评定和康复治疗的方法。

（1）儿童脑性瘫痪患者的诊断。

（2）儿童脑性瘫痪患者的康复功能评定。

（3）记录评定结果并进行分析。

（4）确定儿童脑性瘫痪类型、康复治疗目标，制定康复治疗方案。

（5）儿童脑性瘫痪的康复方法。

4. 完成实训报告，并进行自评与小组互评。

【实训注意事项】

1. 脑瘫患者的康复治疗必须遵循儿童发育的特点和需求，同时结合患儿自身情况和特点，制定合适的短期、长期康复治疗目标以及康复训练方案，并进行定期评估，修订康复治疗计划。

2. 重点掌握脑瘫概念的三大核心，以便诊断脑瘫以及其他疾病鉴别诊断。

【实训报告】

专业		班级	
姓名		学号	
实训内容			
实训目的			
实训器材			
实训步骤			

问诊	评定	康复问题	康复目标及治疗

实训体会	

【实训评价】

	评价内容	自评	小组互评	教师评分
职业素养	仪容仪表（5分）			
	学习态度（5分）			
	自主探究（5分）			
	团队协作（5分）			
	医患沟通（5分）			
职业技能	问诊：患者基本信息、主诉、病因、现病史、既往史、防备性问题、个人与社会史、康复期望值（20分）			
	评定：身体发育程度评定、运动功能评定方法、神经发育综合评定等（20分）			
	确定患者儿童脑性瘫痪分型，明确康复问题（5分），制定康复目标（5分）			
	康复治疗（20分） （1）运动疗法 ① 控制关键点：头部关键点的控制、肩胛带及上肢关键点的控制、躯干（脊柱）关键点的控制、骨盆带及下肢关键点的控制 ② 头部控制训练 ③ 肌肉牵伸训练 ④ 翻身活动训练 ⑤ 坐位平衡训练 ⑥ 爬行训练 ⑦ 站立训练 ⑧ 行走训练：平行杠中训练、学步车训练 （2）作业疗法 ① 保持正常姿势 ② 促进上肢功能发育 ③ 促进日常生活活动能力训练 ④ 促进感觉知觉运动发育			
	顺序清晰，思路合理（5分）			
评价得分（100分）				

【改进建议】

⊙ 实训 5-2 儿童脑性瘫痪康复（2）

【**实训名称**】迟缓型脑性瘫痪康复。

【**实训学时**】2 学时。

【**实训目的**】

1. 知识目标：掌握儿童脑性瘫痪的分型、早期诊断、严重程度判断、评定方法与康复治疗方法。

2. 能力目标：具备独立进行儿童脑性瘫痪分型、评定技术与不同类型脑瘫儿童的康复治疗方法。

3. 思政目标：学会关爱患者，培养学生良好的医德医风。

【**实训内容**】

1. 进行儿童脑性瘫痪患者的问诊：患者基本信息、主诉、病因、现病史、既往史、防备性问题、个人与社会史、康复期望值。

2. 进行儿童脑性瘫痪患者的评定。

① 身体发育程度评定：包括一般发育情况、精神心理状态。

② 运动功能评定方法：包括对全身粗大运动发育、精细运动发育、肌力、肌张力、关节活动度的评定，掌握患儿的运动功能情况。

③ 神经发育综合评定方法：包括对脊髓水平、脑干水平、中脑及大脑皮质水平反射的评定，掌握神经发育情况。

3. 进行不同类型脑性瘫痪患者的康复治疗。

（1）运动疗法

① 控制关键点：头部关键点的控制；肩胛带及上肢关键点的控制；躯干（脊柱）关键点的控制；骨盆带及下肢关键点的控制。

② 头部控制训练。

③ 肌肉牵伸训练。

④ 翻身活动训练。

⑤ 坐位平衡训练。

⑥ 爬行训练。

⑦ 站立训练。

⑧ 行走训练：平行杠中训练；学步车训练。

（2）作业疗法

① 保持正常姿势。

② 促进上肢功能发育。

③ 促进日常生活活动能力训练。

④ 促进感觉知觉运动发育。

【实训准备】

1. 物品准备：PT 床、皮尺、三角尺、量角器、叩诊锤、平衡板、Bobath 球、站立架、平行杆、助行器、材料体积不同的儿童玩具若干、70cm 左右长布娃娃，脑瘫儿童粗大运动功能评估量表、肌张力评定分类表、改良 Ashworth 分级量表，笔、纸等。

2. 实训病例：患者杨某，男，4 岁。因"运动发育落后"入院。患儿出生后有"新生儿缺氧缺血性脑病"病史，运动发育、智力发育落后于正常同龄儿童。

查体：四肢肌张力松弛，关节活动的幅度增加，扶坐时甚至不能维持体位，不能竖颈，腱反射正常或减弱，智能较差。

【实训步骤】

1. 学生分组对提供的儿童脑性瘫痪病例进行分析讨论。讨论内容包括儿童脑性瘫痪病例诊断、康复问题、康复评定和康复治疗方法。

2. 针对具体疾病类型制定康复治疗计划与方案。

3. 学生每 2 人或 4 人一组，进行角色扮演，一人扮演患者，一人扮演治疗者，练习儿童脑性瘫痪患者问诊、康复评定和康复治疗的方法。

（1）儿童脑性瘫痪患者的诊断。

（2）儿童脑性瘫痪患者的康复功能评定。

（3）记录评定结果并进行分析。

（4）确定儿童脑性瘫痪类型、康复治疗目标，制定康复治疗方案。

（5）儿童脑性瘫痪的康复方法。

4. 完成实训报告，并进行自评与小组互评。

【实训注意事项】

1. 脑瘫患者的康复治疗必须遵循儿童发育的特点和需求，同时结合患儿自身情况和特点，制定合适的短期、长期康复治疗目标以及康复训练方案，并进行定期评估，修订康复治疗计划。

2. 重点掌握脑瘫概念的三大核心，以便诊断脑瘫以及其他疾病鉴别诊断。

【实训报告】

专业		班级	
姓名		学号	
实训内容			
实训目的			
实训器材			
实训步骤			

问诊	评定	康复问题	康复目标及治疗

实训体会	

【实训评价】

评价内容		自评	小组互评	教师评分
职业素养	仪容仪表（5分）			
	学习态度（5分）			
	自主探究（5分）			
	团队协作（5分）			
	医患沟通（5分）			
职业技能	问诊：患者基本信息、主诉、病因、现病史、既往史、防备性问题、个人与社会史、康复期望值（20分）			
	评定：身体发育程度评定、运动功能评定、神经发育综合评定等（20分）			
	确定患者儿童脑性瘫痪分型，明确康复问题（5分）			
	制定康复目标（5分）			
	康复治疗（20分） （1）运动疗法 ①控制关键点：头部关键点的控制、肩胛带及上肢关键点的控制、躯干（脊柱）关键点的控制、骨盆带及下肢关键点的控制 ②头部控制训练 ③肌肉牵伸训练 ④翻身活动训练 ⑤坐位平衡训练 ⑥爬行训练 ⑦站立训练 ⑧行走训练：平行杠中训练、学步车训练 （2）作业疗法 ①保持正常姿势 ②促进上肢功能发育 ③促进日常生活活动能力训练 ④促进感觉知觉运动发育			
	顺序清晰，思路合理（5分）			
评价得分（100分）				

【改进建议】